図とイラストだからわかる

サルコペニア・フレイル

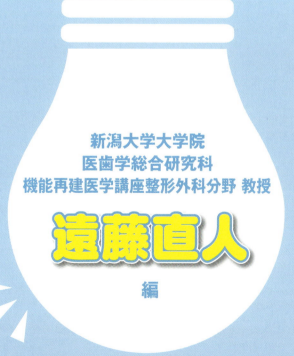

新潟大学大学院
医歯学総合研究科
機能再建医学講座整形外科分野 教授

遠藤直人 編

クリニコ出版

はじめに

　現在のわが国は（超）高齢者社会であり，高齢者が日常生活を送るうえで要介護や寝たきりの状態に至る際には本人の生活の質の低下とともに，家庭や地域の周囲の方々にとって大きな負担になります。わが国における高齢者は今後も増加が予測されており，国，地域，自治体をあげて喫緊の課題として健康寿命の延伸，自立維持への取り組みを行っております。

　フレイルは2014年日本老年医学会より提唱され，高齢期に生理的予備能が低下することで，ストレスに対する脆弱性が亢進し，生活機能障害，要介護状態，死亡などの転帰に陥りやすい状態と定義されており，健常な状態と要介護状態の中間的な段階と位置づけております。フレイルには身体的フレイル，精神・認知的フレイル，社会的フレイルがあります。

　サルコペニアは「転倒，骨折，身体機能低下，死亡などの負のアウトカムの危険が高まった進行性かつ全身性の骨格筋疾患である」（2018年 欧州ワーキンググループ），ロコモティブシンドローム（ロコモ）は2007年に日本整形外科学会が提唱をしたもので「運動器の障害により要介護に至る危険性の高い状態，あるいは要介護状態に至った状態」を示すものでまさに「移動機能の低下」であり，軽度の運動機能の低下状態から骨粗鬆症，腰部脊柱管狭窄症，変形性関節症，サルコペニアなどの病的状態までを包含しています。概念として身体的なフレイルは回復が期待できる（可逆性）状態であり，ロコモは可逆性から不可逆な状態までを含んでいるものです。

　フレイル，ロコモ，サルコペニアのこの三者は決して別個なものではなく，いずれも「寝たきりゼロ，健康寿命延伸」を目指しております。トイレに1人でいくことができるなど，移動能力を維持しておくことは自立を維持するためは根幹となるべき要件であり，そのためには足腰をしっかり丈夫に維持することが大切です。

　本書ではこの分野の専門の先生方に執筆いただいております。最新の知見を学び，「要介護ゼロ，寝たきりゼロを目指して」，それぞれの場で生かしていただければ，たいへん嬉しいことです。

2019年11月

遠藤 直人

編者・執筆者一覧

編者

遠藤　直人　新潟大学大学院医歯学総合研究科機能再建医学講座整形外科学分野 教授

執筆者（執筆順）

荒井　秀典　国立長寿医療研究センター 理事長
小川　純人　東京大学大学院医学系研究科生殖・発達・加齢医学専攻加齢医学講座 准教授
西本　祥仁　慶應義塾大学医学部百寿研究センター 特任助教
新井　康通　慶應義塾大学医学部百寿研究センター 講師
佐久間真由美　新潟医療福祉大学リハビリテーション学部理学療法学科 准教授
遠藤　直人　新潟大学大学院医歯学総合研究科機能再建医学講座整形外科学分野 教授
青木　可奈　新潟西蒲メディカルセンター病院リハビリテーション 部長
吉村　典子　東京大学医学部附属病院22世紀医療センターロコモ予防学講座 特任教授
小野寺　理　新潟大学脳研究所臨床神経科学部門神経内科学分野 教授
今井　教雄　新潟大学大学院医歯学総合研究科地域医療長寿学講座 特任准教授
高橋　競　東京大学高齢社会総合研究機構 特任研究員
飯島　勝矢　東京大学高齢社会総合研究機構 教授
梅垣　宏行　名古屋大学大学院医学系研究科地域在宅医療学・老年科学 准教授
葛谷　雅文　名古屋大学大学院医学系研究科地域在宅医療学・老年科学 教授
佐竹　昭介　国立長寿医療研究センター老年内科 医長，同フレイル研究部 フレイル予防医学研究室長
小山　諭　新潟大学大学院保健学研究科看護学専攻 教授
川合　弘一　新潟県立新発田病院 診療部長
寺井　崇二　新潟大学大学院医歯学総合研究科消化器内科学分野 教授
小幡　裕明　恒仁会新潟南病院内科・リハビリテーション科 部長
和泉　徹　恒仁会新潟南病院 統括顧問
石井　好二郎　同志社大学スポーツ健康科学部 教授
佐藤　弘恵　新潟大学保健管理センター・新潟大学医歯学総合病院腎・膠原病内科 講師
鈴木　芳樹　新潟大学保健管理センター 教授・所長
井上　誠　新潟大学大学院医歯学総合研究科摂食嚥下リハビリテーション学分野 教授
若林　秀隆　横浜市立大学附属市民総合医療センターリハビリテーション科 准教授
吉村　芳弘　熊本リハビリテーション病院リハビリテーション科 副部長
大江　隆史　NTT東日本関東病院 院長補佐（手術部長），整形外科部長
竹下　克志　自治医科大学医学部整形外科学講座 教授
松本　守雄　慶應義塾大学医学部整形外科学教室 教授
藤田　順之　慶應義塾大学医学部整形外科学教室 講師
河野　博隆　帝京大学医学部整形外科学講座 主任教授

Contents

はじめに
編者・執筆者一覧

Chapter I　高齢者社会の現状とフレイル・ロコモ・サルコペニアの意義

1 高齢者社会におけるフレイル・ロコモ・サルコペニア対策をどのように進めるべきか …… 10
 I サルコペニア・ロコモ・フレイルの関係
 II 年齢別栄養管理
 III サルコペニア・ロコモ・フレイルの類似点
 IV サルコペニア・ロコモ・フレイルと多職種連携

2 高齢者の特性 ………………………………………………………………… 13
 I 介護が必要となる主な原因疾患
 II 高齢者総合機能評価の活用とCGA7
 III 基本的ADL（日常生活動作）
 IV 転倒の内的要因と外的要因
 V 手段的ADL（日常生活動作）
 VI 転倒の原因となる疾患・薬剤例
 VII 高齢者における転倒とポリファーマシーとの関連性
 VIII アドヒアランス（服用率）を改善するための工夫

3 百寿とはどのような方か？ ……………………………………………………… 19
 I 動脈硬化が少ない百寿者
 II 糖尿病を含む生活習慣病，がん，脳血管障害が少ない百寿者
 III 健康長寿の指標とバイオマーカー
 IV 加齢に伴う炎症使用の上昇（inflammaging）と総死亡率

4 社会におけるフレイル・ロコモ・サルコペニアの位置づけ ……………………………… 22
 I フレイル・ロコモ・サルコペニアの定義・概念
 II ロコモ度テスト
 III ロコモ度
 IV フレイルの概念
 V 身体的フレイル・ロコモ・サルコペニアの概念関係

5 高齢者社会におけるフレイル・ロコモ予防 ……………………………………… 26
 I サルコペニアの有病率，発生率
 II フレイルの有病率，発生率

6 要介護要因としての認知症 …………………………………………………… 30
 I 認知症が占める割合
 II 認知症の種類
 III 認知症の予防

7 要介護要因としての運動器障害 …………………………………………………………… 33
- I 要介護の要因としての骨折
- II 大腿骨近位部骨折の疫学
- III 椎体骨折と大腿骨近位部骨折
- IV 大腿骨近位部骨折と内科的疾患の併存および服用薬剤

8 地域での高齢者社会対策とまちづくり
―フレイルとサルコペニア予防 …………………………………………………………… 38
- I 地域包括ケアシステム
- II 地域でできるサルコペニアの早期発見
- III サルコペニア・フレイルの予防

Chapter II　サルコペニア・フレイル

1 フレイル概念，診断基準とガイドライン …………………………………………………… 44
- I フレイルの診断のための基準
- II 障害蓄積モデルに基づくフレイルの診断
- III CHS 基準と FI
- IV 強い推奨
- V フレイル高齢者の疲労感
- VI 推奨しない個別の支援教育プラン

2 サルコペニアの概念，分類と診断基準 ……………………………………………………… 47
- I サルコペニアの概念と診断基準
- II AWGS によるサルコペニア診断
- III EWGSOP2 によるサルコペニア診断
- IV サルコペニアの進行と分類

3 侵襲・悪液質と（消化器）周術期とフレイル・サルコペニア …………………………… 53
- I フレイルによる（消化器）周術期・侵襲下患者での諸問題
- II サルコペニアと（消化器）周術期・侵襲下患者
- III 炎症性サイトカインとホルモン分泌
- IV 侵襲下での代謝動態
- V 侵襲下・（消化器）手術・がん悪液質患者での代謝と影響
- VI サルコペニア（フレイル）の予防・治療
- VII 侵襲下・（消化器）手術・がん悪液質患者での予防・治療

4 消化器疾患とサルコペニア …………………………………………………………………… 57
- I サルコペニアの分類
- II サルコペニアの頻度
- III サルコペニアの判定基準
- IV 肝硬変におけるサルコペニアの発症機序
- V 肝硬変におけるアンモニアを介したサルコペニアの発症機序
- VI 肝硬変におけるサルコペニア合併・非合併別生存率
- VII 肝細胞がんにおけるサルコペニア合併・非合併別全死亡率
- VIII 肝細胞がんの経カテーテル的動脈化学塞栓術・動注療法症例における診断時骨格筋量減少例・非減少例および 6 カ月間変化率別生存率
- IX 慢性肝疾患患者におけるサルコペニアの病態と治療

5 循環器病とフレイル，それを克服する "DOPPO" リハビリ ……… 63
- I 令和時代の心不全像
- II 心不全とフレイルに対する治療法
  ―包括的心臓リハビリ
- III 高齢入院患者の独立歩行を守る "DOPPO" リハビリ

6 肥満とサルコペニア・フレイル ……… 67
- I 肥満よりも低体重の死亡リスクが高い高齢者
- II 骨格筋量が多い高齢肥満者
- III 骨格筋合成・分解と肥満
- IV 加齢とともにメタボ対策からフレイル・サルコペニア対策

7 腎臓病とサルコペニア・フレイル ……… 70
- I CKD患者におけるサルコペニア・フレイルの進展
- II CKDとサルコペニア・フレイル予防・改善のための運動療法と食事療法の比較
- III CKD患者のサルコペニア・フレイル予防，治療のためのたんぱく質摂取量の考え方
- IV サルコペニアを合併したCKD患者の食事療法におけるたんぱく質の考え方と目安

8 オーラルフレイル ……… 73
- I オーラルフレインと口腔機能低下症
- II 口腔機能低下症と摂食嚥下障害
- III 高齢者の摂食嚥下障害
- IV 高齢者の摂食嚥下障害への対処
- V 最後に

9 栄養による予防
　―リハビリテーション栄養 ……… 78
- I 導入
- II 予防・治療
- III 目標量
- IV 医原性サルコペニア
- V 医原性フレイル
- VI リハビリテーション栄養
- VII サルコペニアの摂食嚥下障害

10 運動療法による予防 ……… 83
- I アジア太平洋のフレイル管理の診療ガイドライン
- II サルコペニアに対する予防・治療のガイドライン
- III サルコペニア地域在住高齢女性に対する3カ月間の骨格筋量の改善効果
- IV 起立着席運動

Chapter III ロコモティブシンドローム
　　　　　―運動器障害と治療・予防

1 ロコモティブシンドロームの概念から予防と対策の取り組み ……… 88
- I ロコモの概念と意義
- II ロコモの対処法

2 ロコモティブシンドロームの評価 ……… 92
- I ロコチェック
- II ロコモ度テスト
- III 臨床判断値—ロコモ度1
- IV 臨床判断値—ロコモ度2

3 運動器障害と介入による効果
—腰部脊柱管狭窄症を中心に ……… 96
- I 腰部脊柱管狭窄症とは
- II 腰部脊柱管狭窄症に対する運動療法
- III 腰部脊柱管狭窄症に対する手術療法
- IV 腰部脊柱管狭窄症に対する手術前後のロコモ度の変化

4 がんとロコモティブシンドローム（がんロコモ）……… 101
- I がんロコモの概念
- II がんロコモがなぜ重要か
- III がんロコモ-1：がん自体による運動器の問題
- IV がんロコモ-2：がんの治療による運動器の問題
- V がんロコモ-3：がんと併存する運動器疾患の問題
- VI がん診療チームの一員として参加する整形外科

Chapter IV 資料

Index

本書に対するご意見，ご感想を，当社ホームページまでお寄せください。
➡ http://clinica-pub.com/

Chapter I
高齢者社会の現状とフレイル・ロコモ・サルコペニアの意義

1. 高齢者社会におけるフレイル・ロコモ・サルコペニア対策をどのように進めるべきか
2. 高齢者の特性
3. 百寿とはどのような方か？
4. 社会におけるフレイル・ロコモ・サルコペニアの位置づけ
5. 高齢者社会におけるフレイル・ロコモ予防
6. 要介護要因としての認知症
7. 要介護要因としての運動器障害
8. 地域での高齢者社会対策とまちづくり
   ―フレイルとサルコペニア予防

1 高齢者社会におけるフレイル・ロコモ・サルコペニア対策をどのように進めるべきか

ココがポイント！

75歳以上の高齢者が増加するわが国において，健康長寿の妨げになるものとしてフレイル・ロコモ（ロコモティブシンドローム）・サルコペニアが注目されています。これらの病態にはいずれも加齢が関係し，要介護状態のリスクとなるため，対策が必要ですが，類似点もあるので，これらの相違点・類似点を整理したいと思います。また，これらに対する対応は，老年医学のみならず，内科学，整形外科学，栄養学，代謝学，リハビリテーション医学，運動生理学，歯科・口腔外科学など多くの診療領域にまたがるとともに，医師のみならず，管理栄養士，理学療法士，看護師，薬剤師，社会福祉士などさまざまな医療・介護専門職が関与すべきです。

I サルコペニア・ロコモ・フレイルの関係（図1）

サルコペニアは，運動器のなかの1つである筋肉の加齢に伴う機能低下で，ロコモ（ロコモティブシンドローム）に包含されます。ロコモおよび他の加齢に伴う変化が身体的フレイルへとつながります。フレイルは，身体的，精神心理的，社会的要因からなり，可逆性のある病態です。

> サルコペニアは筋肉の加齢に伴う機能低下，フレイルは可逆性のある病態。

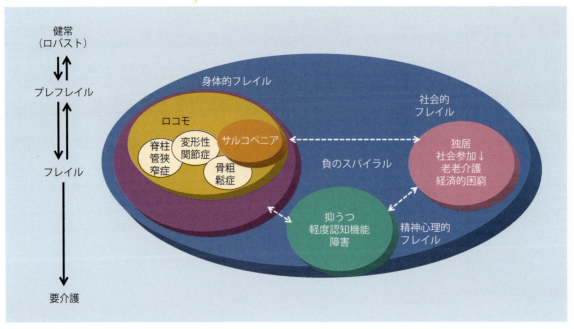

図1 サルコペニア・ロコモ・フレイルの関係

II 年齢別栄養管理

65歳まではメタボ対策で生活習慣病の予防が重要ですが，75歳以降はフレイル，低栄養対策においてより重点を置くべきといえます．65歳から74歳までの時期は過渡期であり，個別性を重んじて栄養指導を行うべきです（図2）[1]．

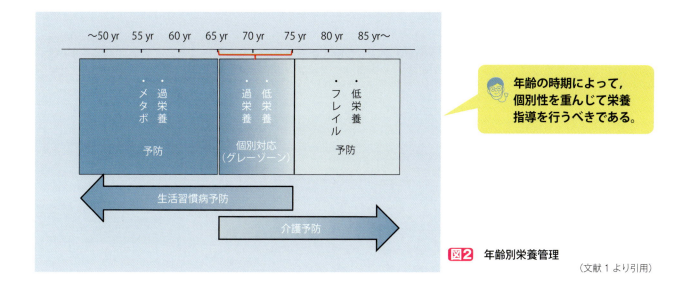

図2　年齢別栄養管理

（文献1より引用）

III サルコペニア・ロコモ・フレイルの類似点

サルコペニアは四肢骨格筋量，握力，歩行速度により，ロコモは2ステップテスト，椅子からの立ち上がり，ロコモ25にて判定され，フレイルはさまざまな指標がありますが，体重減少，易疲労感，身体活動性低下，握力・歩行速度の低下により判定されることが多いです（図3）．

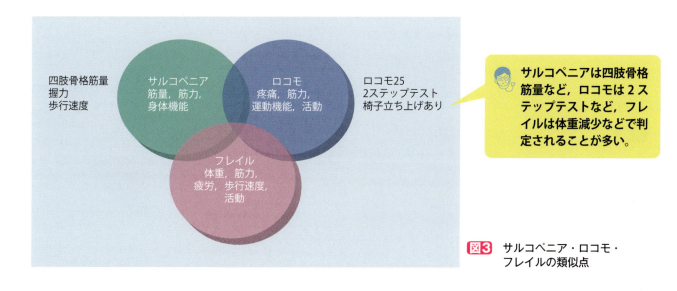

図3　サルコペニア・ロコモ・フレイルの類似点

Ⅳ サルコペニア・ロコモ・フレイルと多職種連携

サルコペニア・ロコモ・フレイルはいずれも原因が多岐にわたるため，多職種による介入が必要である。日本サルコペニア・フレイル学会では，地域や診療現場でサルコペニア・ロコモ・フレイルに関する評価，治療を進めるため，サルコペニア・フレイル指導士を育成している（）。

> 原因が多岐にわたるため，日本サルコペニア・フレイル学会ではサルコペニア・フレイル指導士を育成。

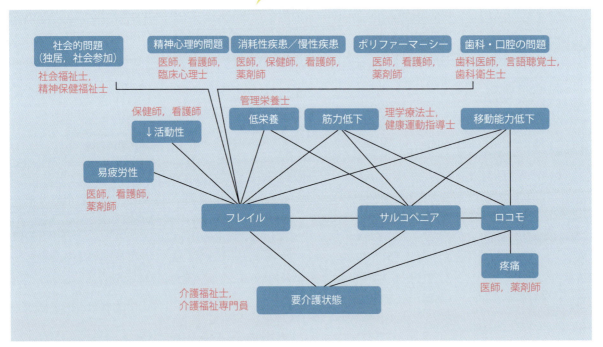

図4　サルコペニア・ロコモ・フレイルと多職種連携

（荒井 秀典）

文献
1) 葛谷雅文：高齢者における栄養管理 ギアチェンジの考え方. 医事新報 **4797**：41-47, 2016

2 高齢者の特性

ココがポイント！

高齢者は加齢に伴う生理機能や身体機能の変化を認めやすく，自立生活障害や多臓器にわたる病態，多彩な症候を呈しやすいことが特徴として挙げられます。そのため，残存機能の維持や社会復帰を目指すとともに，健康寿命延伸を目指した医療やケアを実践，構築することが重要です。

また，高齢者に特有な症状や所見のなかには，複数の原因から生じている場合や老年症候群を認める場合が少なくありません。その際，原因究明や診断・治療にとどまらず，ADL（activities of daily living）やQOL（quality of life）の維持，向上という観点から介護・ケアを含めた集学的かつ包括的なアプローチが重要です。

I 介護が必要となる主な原因疾患

2016（平成28）年の厚生労働省「国民生活基礎調査の概況」によれば（**図1**）[1]，要介護認定の原因疾患の1位が認知症24.8％，2位が脳血管疾患（脳卒中）18.4％，3位が高齢による衰弱（フレイル）12.1％，4位が骨折・転倒10.8％，5位が関節疾患7.0％でした。

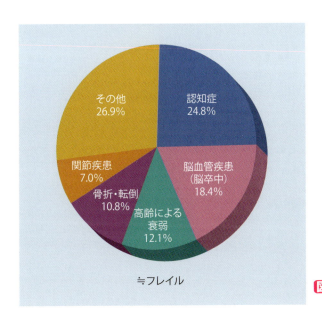

図1 要介護となった主な原因疾患
（文献1より引用改変）

II 高齢者総合機能評価の活用とCGA7

　総合機能評価（CGA：comprehensive geriatric assessment）は，医療や高齢者生活機能を多面的に評価するためのツールです。なかでも，CGA7は総合機能評価の簡便なスクリーニング検査であり，7項目のいずれかで「問題あり」と判断されたら，より詳細な総合機能評価を行います。こうした総合機能評価により，日常生活上の問題を抽出することができ，疾患管理や具体的な生活介助策，リスクマネジメントを進めることが可能になります（**表1**）[2]。

> 7項目のうち1つでも問題がある場合には，より詳しく総合機能評価を行う。

表1 高齢者総合機能評価の活用とCGA7

番号	CGA7の質問	評価内容	正否と解釈	次へのステップ
①	<外来患者> 診断時に被検者の挨拶を待つ <入院患者・施設入所者> 自ら定時に起床するか，もしくはリハビリへの積極性で判断	意欲	正：自分から進んで挨拶する 否：意欲の低下 正：自ら定時に起床する，またはリハビリその他の活動に積極的に参加する 否：意欲の低下	Vitality index
②	「これからいう言葉を繰り返してください（桜，猫，電車）」，「あとでまた聞きますから覚えておいてください」	認知機能	正：可能（できれなければ④は省略） 否：復唱できない→難聴，失語などがなければ中等度の認知症が疑われる	MMSE・HDS-R
③	<外来患者> 「ここまでどうやってきましたか？」 <入院患者・施設入所者> 「ふだんバスや電車，自家用車を使ってデパートやスーパーマーケットに出かけますか？」	手段的ADL	正：自分でバス，電車，自家用車を使って移動できる 否：付き添いが必要→虚弱か中等度の認知症が疑われる	IADL
④	「さきほど覚えていただいた言葉をいってください」	認知機能	正：ヒントなしで全部正解。認知症の可能性は低い 否：遅延再生（近時記憶）の障害→軽度の認知症が疑われる	MMSE・HDS-R
⑤	「お風呂は自分1人で入って，洗うのに手助けはいりませんか？」	基本的ADL	正：⑥は，失禁なし，もしくは集尿器で自立。入浴と排泄が自立。入浴と排泄が自立していれば他の基本的ADLも自立していることが多い	Barthel index
⑥	「失礼ですが，トイレで失敗してしまうことはありませんか？」		否：入浴，排泄の両者が×→要介護状態の可能性が高い	
⑦	「自分が無力だと思いますか？」	情緒・気分	正：無力と思わない 否：無力と思う→うつの傾向がある	GDS-15

（文献2より引用改変）

Chapter I 高齢者社会の現状とフレイル・ロコモ・サルコペニアの意義

III 基本的 ADL（日常生活動作）

　日常生活活動度（activities of daily living：ADL）とは，人間が生活を送るために行う活動の能力のことであり，基本的 ADL とは移動，階段昇降，入浴，トイレの使用，食事，着衣，排泄などの基本的な ADL を示します（図2）[3]。
　Barthel Index では，整容，食事，排便コントロール，排尿コントロール，トイレ動作，起居移乗，移動，更衣，階段昇降，入浴の 10 項目からなります。

> 基本的な日常生活活動度は 10 項目からなる。

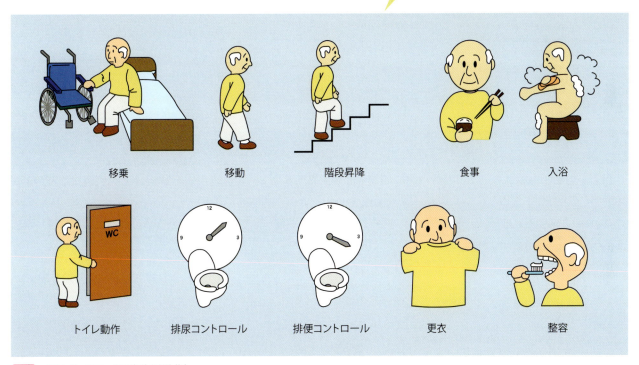

図2 基本的 ADL（日常生活動作）

（文献3より引用改変）

Ⅳ 転倒の内的要因と外的要因

　高齢者の転倒には複数の内的・外的要因が関与していて，バランス能力，筋力，歩行能力などの評価や，転倒リスク評価を行い，易転倒性・転倒要因を評価・抽出したうえで，転倒予防に向けた効果的介入，内服薬整理，環境改善等を行うことが重要となります（表2）[2]。

表2　転倒の内的要因と外的要因

内的要因	外的要因
・めまいや失神 ・せん妄や錯乱 ・歩行障害 ・廃用性障害 ・視力障害 ・酩酊 ・薬物の使用 　睡眠薬，向精神薬， 　抗ヒスタミン薬， 　眼圧薬，血糖降下薬 など	・滑りやすい床表面 ・目の粗いじゅうたん ・カーペットのほころび ・固定していない障害物 ・家財道具の不備・欠陥 ・照明の不良 ・戸口の踏み段

転倒を防ぐためにあらゆる要因を探り，排除する。

（文献2より引用改変）

Ⅴ 手段的ADL（日常生活動作）

　手段的ADLとは高次のADLで買いもの，食事の準備，服薬管理，金銭管理，交通機関を使用した外出など，より複雑で多くの労作が求められる活動を意味しています。

　Lawtonらによる尺度では，電話の使用，買いもの，食事の準備，家事，洗濯，乗りものの利用，服薬管理，金銭管理の項目からなります（図3）[4]。

より複雑な日常の活動を指す。

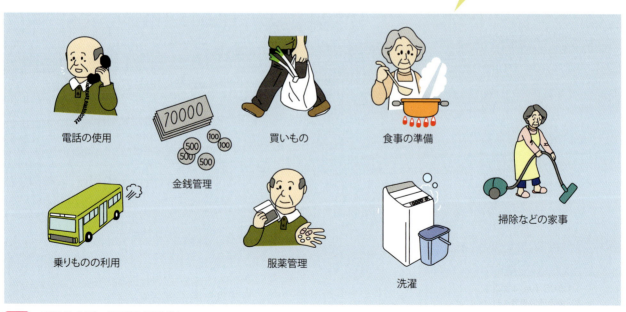

図3　手段的ADL（日常生活動作）

（文献4より引用改変）

Ⅵ 転倒の原因となる疾患・薬剤例

　高齢者は複数の慢性疾患を有することが多く，疾患数の増加に伴い服用薬剤数が増える傾向にあり，転倒を起こしやすい薬剤（睡眠薬，抗うつ薬，抗精神病薬，利尿薬など）のほか，薬剤増加に伴う有害事象，転倒リスクの増加にも十分留意する必要があります（表3）[2]。

表3　転倒の原因となる疾患・薬剤例

障害系	原因となる病態
中枢神経系	・脳血管障害後遺症 ・認知症 ・パーキソニズム（パーキンソン病，薬剤性など） ・睡眠薬，抗精神病薬，抗ヒスタミン薬などの使用
感覚・神経系	・聴覚・平衡機能障害，視力障害 ・糖尿病による末梢神経障害や自律神経障害
循環系	・起立性低血圧 ・不整脈
筋骨格系	・筋萎縮（廃用性，低栄養，サルコペニア） ・変形性関節症，関節リウマチ，脊椎障害

> 疾患数が多いと薬剤も増え，転倒を起こしやすい。

（文献2より引用改変）

Ⅶ 高齢者における転倒とポリファーマシーとの関連性

　都内診療所通院患者165名を対象とした検討により，通院患者の転倒リスクに対して5種類以上の処方が関連している点が明らかになりました。ポリファーマシーは，服用薬剤数が多いことのみをとらえた概念ではなく，薬剤数増加に伴って，薬物有害事象のリスク増加やアドヒアランス（服用率）低下などが認められる状況と理解されています（図4）[5]。

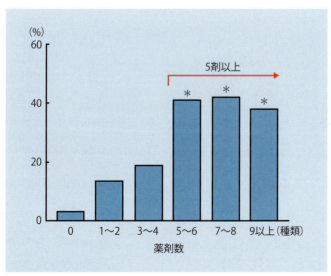

> 5種類以上の処方が転倒するリスクと関連している。

＊：$p<0.05$（vs. 4剤以下）
都内診療所通院患者165名の解析

図4　高齢者における転倒とポリファーマシーとの関連性

（文献5より引用改変）

VIII アドヒアランス（服用率）を改善するための工夫

　服薬アドヒアランスの維持，向上のためには，服薬数を少なくする，服用法を簡便にする，介護者が管理しやすい服用法にする，剤形を工夫する，一包化調剤の指示を行う，服薬カレンダーを利用する，などの工夫が効果的です（表4）[2]。

表4　アドヒアランス（服用率）を改善するための工夫

服薬数を少なく	降圧薬や胃薬など同薬効2〜3剤を力価の強い1剤か合剤にまとめる
服用法の簡便化	1日3回服用から2回あるいは1回への切り替え 食前，食直後，食後30分など服薬方法の混在を避ける
介護者が管理しやすい服用法	出勤前，帰宅後などにまとめる
剤形の工夫	口腔内崩壊錠や貼付剤の選択
一包化調剤の指示	長期保存できない，途中で用量調節できない欠点あり 緩下剤や睡眠薬など症状によって飲み分ける薬剤は別にする
服薬カレンダーの利用	

（文献2より引用改変）

（小川 純人）

文献

1) 厚生労働省：平成28年国民生活基礎調査の概況（https://www.mhlw.go.jp/toukei/saikin/hw/k-tyosa/k-tyosa16/index.html）．
2) 日本老年医学会（編）：健康長寿診療ハンドブック：実地医家のための老年医学のエッセンス．160p，メジカルビュー社，東京，2011
3) Mahoney FI, Barthel DW：Functional evaluation：The Barthel Index. Md State Med J **14**：61-65, 1965
4) Lawton MP, Brody EM：Assessment of older people：self-maintaining and instrumental activities of daily living. Gerontologist **9**：179-186, 1969
5) Kojima T, Akishita M, Nakamura T, et al：Polypharmacy as a risk for fall occurrence in geriatric outpatients. Geriatr Gerontol Int **12**：425-430, 2012

3 百寿とはどのような方か？

> **ココが ポイント！**
> 百寿者すなわち100歳以上の高齢者は，2018（平成30）年厚生労働省の統計で69,785人に達しています。2,000人の国民におよそ1人という貴重な百寿者の存在は，さまざまな疾患に対する抵抗性のうえに成り立っています。一方で，サルコペニア・フレイルのリスクは加齢に伴い非常に大きくなっていて，その評価と予防は大きな課題です。百寿者の生理的変化に対する理解を深めることで，今後の健康長寿社会の実現につながることが期待できます。

1 動脈硬化が少ない百寿者

　100歳以上の高齢者すなわち百寿者は，2018年にはおよそ69,000人にまで到達しました。百寿者の特徴の1つとして中内膜肥厚度に比べ，プラークは抑制されており，動脈硬化の進行が遅いことが挙げられます（**図1**）[1]。

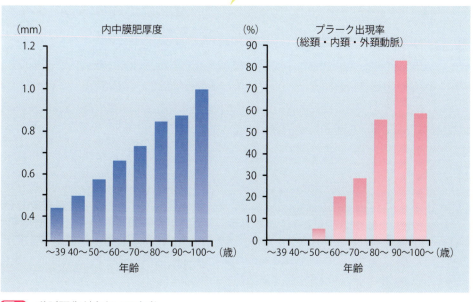

図1 動脈硬化が少ない百寿者

（文献1より引用改変）

II 糖尿病を含む生活習慣病，がん，脳血管障害が少ない百寿者

百寿者は，糖尿病，高血圧症など生活習慣病の割合が低く，がん（皮膚がんを除く）や脳血管障害，腎疾患にもかかりにくいです。逆に脆弱性骨折のリスクが高く，フレイル予防の観点において重要です（表1）。

> 生活習慣病の割合は低いが，脆弱性骨折のリスクが高い。

表1 糖尿病を含む生活習慣病，がん，脳血管障害が少ない百寿者

既往症	超高齢者（%）85〜99歳	百寿者		
		センテナリアン（%）100〜104歳	超百寿者（%）105〜109歳	スーパーセンテナリアン（%）110歳〜
糖尿病	18.7	6.9	5.7	9.1
高血圧症	62.7	35.9	38.4	36.4
高脂血症	42.0	14.2	12.9	22.7
脳血管障害	17.2	16.4	19.4	9.1
冠動脈疾患	10.1	14.5	15.0	13.6
腎疾患	10.6	8.0	7.0	0.0
がん（皮膚がんを除く）	18.9	10.8	11.7	18.2
脆弱性骨折	23.0	46.7	55.2	50.0

（文献2より引用改変）

III 健康長寿の指標とバイオマーカー

健康長寿の評価には余命，日常生活動作（activities of daily living：ADL），認知機能，フレイル・病歴の有無などが指標として用いられます。そして炎症，白血球のテロメア長，肝・腎そして造血機能，脂質・糖の代謝機能などが老化関連バイオマーカーとして用いられます（図2）。

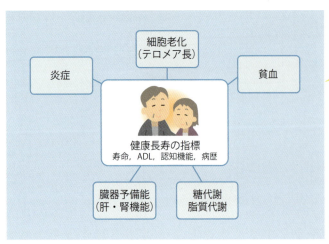

> 余命，ADL，認知機能などが健康長寿の指標，炎症，白血球のテロメア長などが老化関連バイオマーカーとして用いられる。

図2 健康長寿の指標とバイオマーカー

（文献3より引用）

IV 加齢に伴う炎症使用の上昇（inflammaging）と総死亡率

老化関連バイオマーカーのなかで炎症指標は，85〜99歳，100〜104歳，105歳以上のどの年齢層においても余命を規定する唯一の因子です．ADL，認知機能とも有意な関連を示していて，フレイル予防を考えるうえでもポイントとなります（図3）[2]．

> 炎症指標は，あらゆる年齢層で余命を規定する唯一の因子．

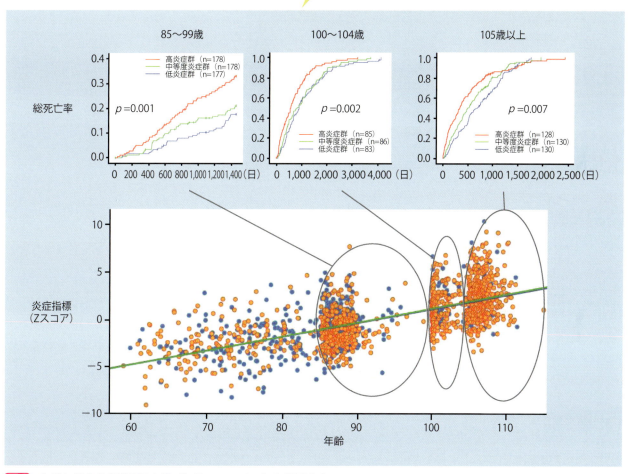

図3 加齢に伴う炎症指標の上昇（inflammaging）と総死亡率

（文献2をもとに筆者作成）

（西本 祥仁，新井 康通）

文献

1) Homma S, Hirose N, Ishida H, et al：Carotid plaque and intima-media thickness assessed by b-mode ultrasonography in subjects ranging from young adults to centenarians． Stroke **32**：830-835, 2001
2) Arai Y, Martin-Ruiz CM, Takayama M, et al：Inflammation, but not telomere length, predicts successful ageing at extreme old age：A longitudinal study of semi-supercentenarians． EBioMedicine **2**：1549-1558, 2015
3) 新井康通：百寿者から探る健康長寿の秘訣．慶應義塾大学病院 医療・健康情報サイト（KOMPAS），2016（http://kompas.hosp.keio.ac.jp/contents/medical_info/science/201604.html）

4 社会におけるフレイル・ロコモ・サルコペニアの位置づけ

> **ココがポイント！** フレイル・ロコモ（ロコモティブシンドローム）・サルコペニアの用語は，高まる介護予防の必要性を背景として異なる学術団体から近年相次いで提唱されました。これらの概念は混乱して使用されているところがありますが，ここではそれらの位置づけと意義について考察します。

I フレイル・ロコモ・サルコペニアの定義・概念

　フレイルは要介護手前の状態で，身体のみならず精神・心理や社会的側面を含んでいます。ロコモ（ロコモティブシンドローム）は運動器の障害による移動機能の低下が，サルコペニアは筋量・筋力低下が主な病態となっています（**表1**）[1～3]。

表1 フレイル・ロコモ・サルコペニアの定義・概念

フレイル	高齢期に生理的予備能が低下することでストレスに対する脆弱性が亢進し，生活機能障害，要介護状態，死亡などの転帰に陥りやすい状態。筋力の低下により動作の俊敏性が失われて転倒しやすくなるような身体的問題のみならず，認知機能障害やうつなどの精神・心理的問題，独居や経済的困窮などの社会的問題を含む概念
ロコモ	骨や関節，筋肉など運動器の衰えや障害が原因で，「立つ」，「歩く」といった機能（移動機能）が低下している状態
サルコペニア	高齢期にみられる骨格筋量の低下と，筋力もしくは身体機能（歩行速度など）の低下により定義される

- 要介護手前の状態。
- 移動機能の低下。
- 筋量・筋力低下。

（文献1～3より引用改変）

II ロコモ度テスト

　ロコモ度テストは，①立ち上がりテスト，②2ステップテスト，③ロコモ25（質問票）からなっています。2ステップテストは最大2歩幅÷身長で求めた数値を使用します（**図1**）[2,4]。

III ロコモ度

　ロコモ度1は移動機能の低下が始まっている状態を，ロコモ度2は移動機能の低下が進行している状態を表しています。3つのテストのうちどれか1つでも該当すると，当該のロコモ度と判定されます（**表2**）[4]。

Chapter I 高齢者社会の現状とフレイル・ロコモ・サルコペニアの意義

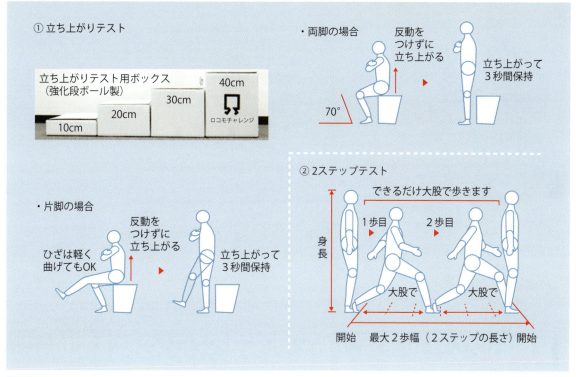

図1 ロコモ度テスト

(文献2,4より引用改変)

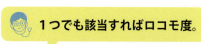

表2 ロコモ度

	ロコモ度1	ロコモ度2
立ち上がりテスト	どちらか一方の片脚で40 cmの高さから立ち上がれない	両脚で20 cmの高さから立ち上がれない
2ステップテスト	1.3未満	1.1未満
ロコモ25	7点以上	16点以上

(文献4より引用改変)

Ⅳ フレイルの概念

　フレイルには身体的，精神・心理的，社会的フレイルがあります。身体機能障害および認知・精神・心理的問題の2つの軸で各フレイルの関係を表しました（図2）[5]。

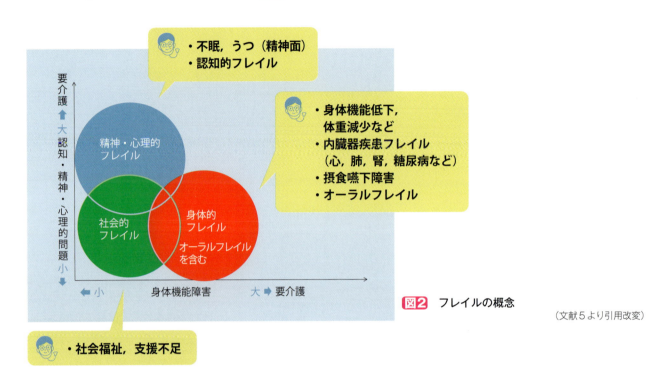

図2　フレイルの概念

（文献5より引用改変）

Ⅴ 身体的フレイル・ロコモ・サルコペニアの概念関係

　図3は，身体的フレイル・ロコモ・サルコペニアの現段階での相互関係を示したものです。現時点の定義において，身体的フレイルはロコモのなかにおける要介護手前の状態に相当するもので，サルコペニアは筋量・筋肉の減少を有し，ロコモのなかの進行した状態に相当すると考えられます。

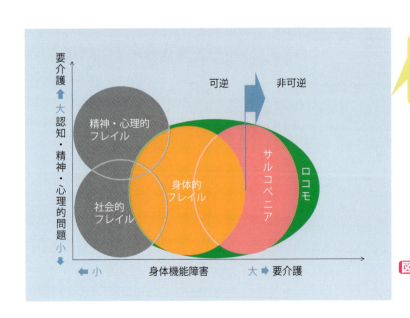

図3　身体的フレイル・サルコペニア・ロコモの概念関係

（文献5より引用改変）

Chapter I 高齢者社会の現状とフレイル・ロコモ・サルコペニアの意義

　フレイルには可逆性があり，適切な介入を行えば，健常に復帰することが可能です．また，運動器，口腔，栄養，内科的問題，認知症，社会的問題などがあり，さまざまな角度からの取り組みや予防が可能と考えられます．

　ロコモは特に運動器の障害を早期から予防していくことに重点が置かれています．

　これらは共通する対策も多く，社会的な認知度を高め，早期に栄養・運動・社会参加などの対策を講じることが重要です．そのために地域や行政，企業などが相互に連携し，社会全体でフレイル，ロコモおよびサルコペニア対策への意識を上げて取り組んでいくことが必要と考えます．

（佐久間 真由美, 遠藤 直人, 青木 可奈）

文献

1) 日本老年医学会：フレイルに関する日本老年医学会からのステートメント（https://jpn-geriat-soc.or.jp/info/topics/pdf/20140513_01_01.pdf），2014
2) ロコモ ONLINE（日本整形外科学会公式ロコモティブシンドローム予防啓発公式サイト）：ロコモチャレンジ推進協議会（https://locomo-joa.jp/）
3) サルコペニア診療ガイドライン作成委員会（編）：サルコペニア診療ガイドライン2017. 82p, ライフサイエンス出版, 東京, 2017
4) 日本整形外科学会：ロコモ度を判定する「臨床判断値」を発表：ロコモの進行状況と対処の指針を，ロコモ度テストを用いて新たに分類（https://www.joa.or.jp/media/comment/pdf/20150515_locomo_clinical_judgment.pdf），2015
5) 遠藤直人：フレイルと骨粗鬆症性脆弱骨折予防で百寿をめざす．第5回日本サルコペニア・フレイル学会大会, 東京, 2018

本書に対するご意見，ご感想を，当社ホームページまでお寄せください．
➡ http://clinica-pub.com/

5 高齢者社会におけるフレイル・ロコモ予防

> **ココがポイント！**
> サルコペニアは筋肉量の低下を主体とし，握力や歩行速度の低下など機能的低下も含む概念です。さらに，フレイルとは筋力低下により動作の俊敏性が失われて転倒しやすくなるような身体的問題のみならず，認知機能障害やうつなどの精神・心理的問題，独居や経済的困窮などの社会的問題を含む概念であると定義されていることから，サルコペニアは身体的フレイルの主たる病態ということもできます。本項では，サルコペニア，フレイルの予防のために重要な有病率（今どの程度患者がいるか）と発生率（どの程度新しい患者が発生するか）を明らかにします。

I サルコペニアの有病率，発生率

地域住民を対象とした検診[1,2]で，筋量，歩行速度，握力のすべてを測定しえた60歳以上の男女1,099人（男性377人，女性722人，平均72.1歳）を対象として，サルコペニアの有病率を推定しました。サルコペニアの診断は，四肢骨格筋量指標をインピーダンス法で男性< 7.0 kg/m^2，女性< 5.7 kg/m^2，歩行速度<0.8 m/s，握力を男性< 26 kg，女性< 18 kgをカットオフ値として，アジアのサルコペニアの診断基準を用いて判断しました[3]。

サルコペニアの有病率は8.2％（男性8.5％，女性8.0％）であると推定され，年齢とともに高くなることがわかりました（**図1**）[4]。男女差はありませんでした。この性・年代別分布を2010（平成22）年の国勢調査基本集計（以下，国勢調査）に当てはめてサルコペニアの有病者数（60歳以上）を推定したところ，総数370万人（男性120万人，女性250万人）となり，高齢者の男女比から，女性は男性の2倍以上の有痛者数となることがわかりました。

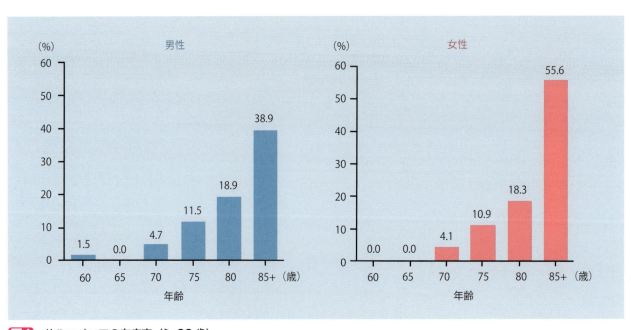

図1 サルコペニアの有病率（≧60歳）

Chapter I 高齢者社会の現状とフレイル・ロコモ・サルコペニアの意義

　次に，前述の地域住民を4年間追跡した767人（男性253人，女性514人）のうち，もともとサルコペニアではなかった735人（男性244人，女性491人）を対象として，サルコペニアの累積発生率を推定しました。サルコペニアの年間発生率は，2.0％/年（男性2.2％/年，女性1.9％/年）と推定されました（**図2**）[4]。累積発生率は，年齢とともに高くなりますが，男女差はありませんでした。この性・年代別分布を，調査実施時期の国勢調査に当てはめてサルコペニアの年間累積発生者数を推定したところ，総数105万人（男性35万人，女性70万人）となり，女性は男性の約2倍の発生者数となりました。

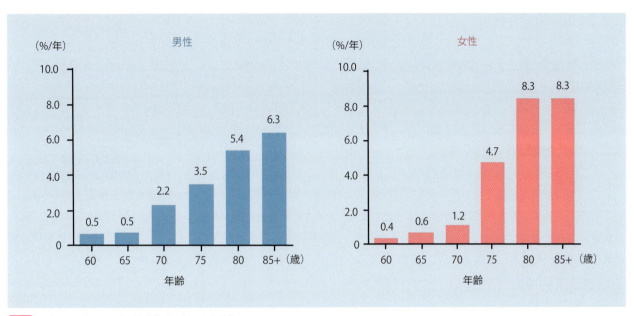

図2 サルコペニアの累積発生率（≧60歳）

II フレイルの有病率，発生率

　サルコペニアと同様の地域住民1,099人（男性377人，女性722人，平均72.1歳）を対象として，フレイルの頻度を推定しました。フレイルの診断はFriedらの5項目[5]をもとに以下のような基準を用いて判断しました。

　①　意図しない体重減少：6カ月間で2〜3kg以上の体重減少あり
　②　疲れやすさの自覚：ここ2週間わけもなく疲れたような感じがする
　③　活動量の低下：週に1回以上の外出なし
　④　歩行速度の低下：<0.8 m/s（サルコペニアのカットオフ値を使用[3]）
　⑤　握力の低下：男性 <26 kg，女性 <18 kg（サルコペニアのカットオフ値を使用[3]）

　これらの基準のうち，3つ以上が当てはまるものをフレイルありとしました。

　前述の検査をすべて完遂しえた男女1,083人（男性372人，女性711人）において，フレイルの有病率は5.6％（男性3.8％，女性6.6％）であると推定されました（**図3**）[6]。フレイルの有病率は年齢とともに高くなりますが，男女差はありませんでした。この性・年代別分布を国勢調査に当てはめてフレイルの有病者数（60歳以上）を推定したところ，総数220万人（男性56万人，女性164万人）となり，男性よりも女性のほうが約3倍と多いことがわかりました。

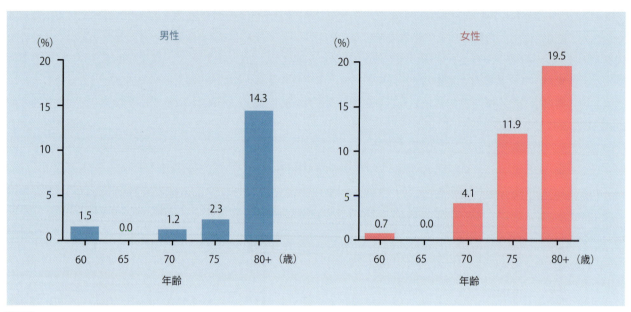

図3 フレイルの有病率（≧60歳）

次に，4年間の追跡調査を行った749人（男性248人，女性501人）を対象にフレイルの累積発生率を推定したところ，1.2％/年（男性0.8％/年，女性1.3％/年）となりました。フレイルの累積発生率も有病率と同様，年齢とともに高くなるが，男女差はありませんでした。この性・年代別分布を，調査実施時期の国勢調査に当てはめてフレイルの年間累積発生者数を推定したところ，総数49万人（男性14万人，女性35万人）となり，男性よりも女性のほうが2倍以上多いことがわかりました（**図4**）[6]。

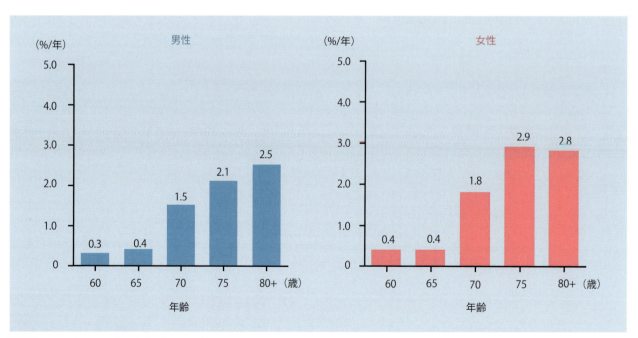

図4 フレイルの累積発生率（≧60歳）

（吉村 典子）

文献

1) Yoshimura N, Muraki S, Oka H, Mabuchi A, et al : Prevalence of knee osteoarthritis, lumbar spondylosis and osteoporosis in Japanese men and women : the research on osteoarthritis/osteoporosis against disability study. J Bone Miner Metab **27** : 620-628, 2009
2) Yoshimura N, Muraki S, Oka H, et al : Cohort profile : Research on osteoarthritis/osteoporosis against disability study. Int J Epidemiol **39** : 988-995, 2010
3) Chen LK, Liu LK, Woo J, et al : Sarcopenia in Asia : consensus report of the Asian Working Group for Sarcopenia. J Am Med Dir Assoc **15** : 95-101, 2014
4) Yoshimura N, Muraki S, Oka H, et al : Is osteoporosis a predictor for future sarcopenia or vice versa? Four-year observations between the second and third ROAD study surveys. Osteoporos Int **28** : 189-199, 2017
5) Fried LP, Tangen CM, Walston J, et al : Frailty in older adults : evidence for a phenotype. J Gerontol A Biol Sci Med Sci **56** : M146-M156, 2001
6) Yoshimura N, Muraki S, Oka H, et al : Do sarcopenia and/or osteoporosis increase the risk of frailty? A 4-year observation of the second and third ROAD study surveys. Osteoporos Int **29** : 2181-2190, 2018

本書に対するご意見，ご感想を，当社ホームページまでお寄せください．
→ http://clinica-pub.com/

6 要介護要因としての認知症

> **ココがポイント！**
> 私たちの脳は，他の臓器と異なり，実にさまざまな働きをしています。脳は，古い脳といわれる基底核と，新しい脳といわれる皮質に大別されます。認知症は，この皮質の病気です。

I 認知症が占める割合

要介護度別にその原因をみると，要介護者の25 %，介護度別にみても，どの重症度でも一様に認知症の占める割合が大きいことがわかります。脳卒中と合わせると，43 %がこれらの病気によるものです（**図1**）[1]。

II 認知症の種類

認知症は，大きく4つに分類されます。実際は，同じ人にこれらが合併することもあり，単純にとらえられない側面もあります。主に，直前の記憶が出てこないアルツハイマー病，幻視をみるレビー小体型認知症，頑固さなどの性格変化が目立つ前頭側頭型認知症，そして思考や動作が緩慢になる脳血管性認知症があります（**図2**）[2]。

III 認知症の予防

ここでは米国のアルツハイマー病協会（Alzheimer Association）が提唱している健康的な習慣を取り入れることで認知症になりにくくする10の方法を紹介します（**図3**，**図4**）[3]。この心がけは大切ですが，これで絶対ならないということではありません。

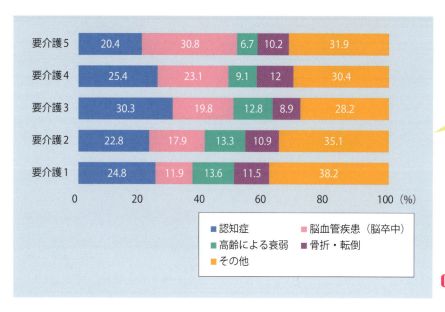

介護の重症度にかかわらず，認知症の割合が大きい。

図1 要介護度別の原因
（文献1より引用改変）

Chapter Ⅰ 高齢者社会の現状とフレイル・ロコモ・サルコペニアの意義

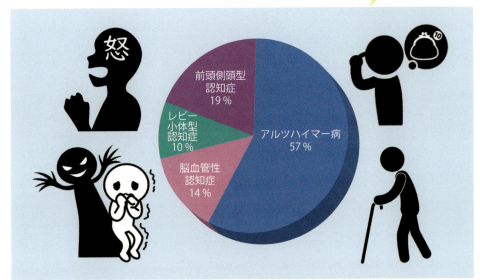

大きく4つに分類されるが合併することもある。

図2 認知症の種類
（文献2より引用改変）

1. 認知症にならないための心への心構え（図3）[3]

① **勉強する**
　人生のどの段階でも教育を受けることが大切です。
② **社会性をもちましょう**
　自分にとって有意義な社会活動を行い，地域コミュニティに参加する方法をみつけましょう。
③ **前向きに**
　常に何かに挑戦して心を活性化させましょう。
④ **心の健康に気をつけて**
　うつ病の症状，不安がある場合は治療を受けましょう。

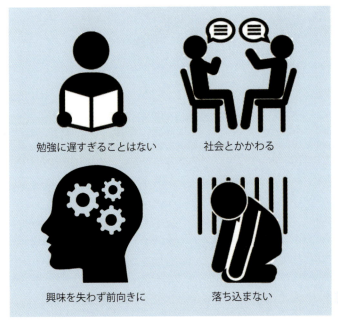

図3 認知症予防のための心への心構え
（文献3より引用改変）

2. 認知症にならないための体への心構え（図4）[3]

①汗をかくこと

心拍数を上げて脳への血液を増やしましょう。

②よい食事を摂る

脂肪を減らし，野菜やくだものを多く含むバランスのとれた食事を摂りましょう。

③睡眠をとる

十分な睡眠がとれないと，記憶力や思考力が低下することがあります。眠剤もまたリスクファクターになります。適度に体を動かして自然な睡眠をとるようにしましょう。

④禁煙

喫煙は認知力低下のリスクを高めます。

⑤心臓を大切に

肥満，高血圧，糖尿病などの治療をしましょう。

⑥頭をぶつけない

脳への衝撃は認知症のリスクを高めます。転倒に気をつけてください。

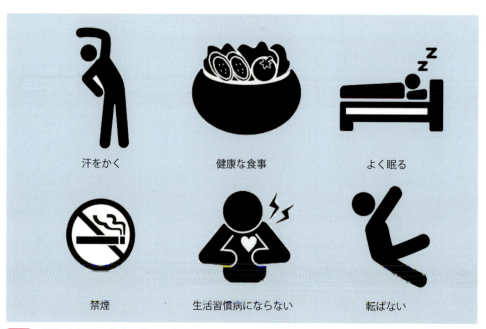

図4 認知症予防のための体への心構え

（文献3より引用改変）

（小野寺 理）

文献

1) 厚生労働省：平成28年国民生活基礎調査の概況（https://www.mhlw.go.jp/toukei/saikin/hw/k-tyosa/k-tyosa16/index.html）
2) Honda H, Sasaki K, Hamasaki H, et al：Trends in autopsy-verified dementia prevalence over 29 years of the Hisayama study. Neuropathology **36**：383-387, 2016
3) Alzheimer's Association：10 Ways to Love Your Brain（https://www.alz.org/help-support/brain_health/10_ways_to_love_your_brain）

7 要介護要因としての運動器障害

ココがポイント！

骨折は要介護の要因として12.5％を占めています。特に，大腿骨近位部骨折と椎体骨折は要介護状態になりやすい骨折と考えられています。わが国では，高齢化に伴い骨折患者は依然増加しているものと考えられます。骨粗鬆症に対する薬物治療を行うことで骨折の減少を認めたという報告もあるため，70歳までは椎体骨折の予防を，特に70歳代後半からは大腿骨近位部骨折予防を考慮した薬物治療を行う必要があると考えられます。また，骨折患者は多くの内科的な併存症があったり，認知機能が低下している場合が少なくないため，多方面からのケアが必要と考えられます。

I 要介護の要因としての骨折

1. 要介護・要支援者における骨折の割合

要介護・要支援の原因として，運動器障害が最も多く（全体の22.7％），骨折はその約半分（全体の12.5％）を占めています（**図1**）[1]。

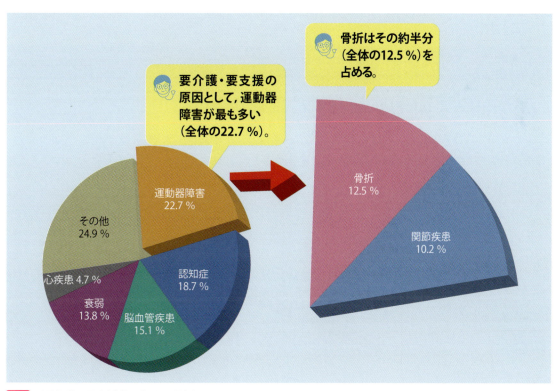

図1 要介護・要支援者における骨折

（文献1より引用改変）

2. 大腿骨近位部骨折と椎体骨折（**図2**）

高齢者脆弱性骨折のなかでも大腿骨近位部骨折（股関節骨折）（**図2a**）は寝たきりになりやすく，椎体骨折（**図2b**）は骨折治癒後も腰痛が残存したり，歩行が不安定になり，日常生活において自立できなくなり，生活の質（quality of life：QOL）低下につながります。

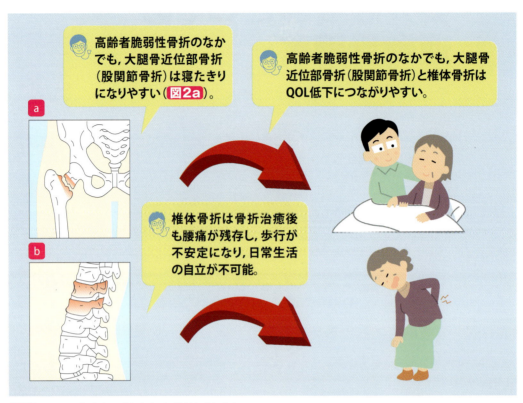

図2 大腿骨近位部骨折（a）と椎体骨折（b）

Ⅱ 大腿骨近位部骨折の疫学

1. わが国における大腿骨近位部骨折発生数の推移

わが国では，大腿骨近位部骨折発生数は2012（平成24）年時点で1年間に175,700骨折（男性：37,600骨折，女性：138,100骨折）発生していると推計されていて，およそ5年ごとに20％ずつ増加していると考えられています。男性と比べ，女性の増加率が顕著にみられます（図3）[2]。

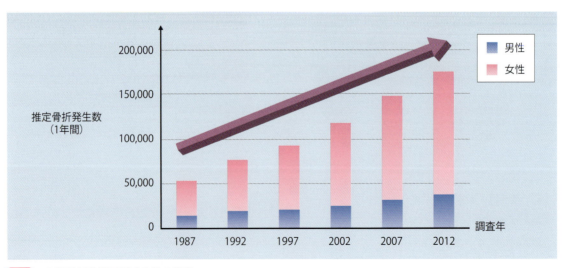

図3 大腿骨近位部骨折発生数の推移

（文献2より引用改変）

2. わが国における大腿骨近位部骨折患者の年齢の推移

1992（平成4）年からの傾向として，男性，女性ともに80～89歳および90歳以上が増加傾向であるのに対して，60～69歳，70～79歳で減少傾向でした（図4）。これらはビスホスホネートをはじめとした骨粗鬆症に対する薬物治療の普及に起因するものと考えられています[2]。

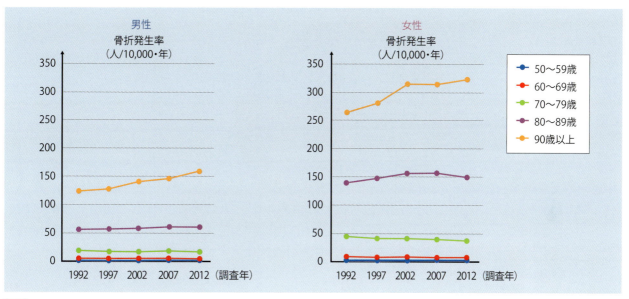

図4 大腿骨近位部骨折患者の年齢の推移

（文献2より引用改変）

III 椎体骨折と大腿骨近位部骨折

1. 椎体骨折および大腿骨近位部骨折の年齢階級別発生率 〔新潟県高齢者骨折調査，2015（平成27）年〕

椎体骨折は60歳代から増加し始め，70歳代から急増します。それに対して大腿骨近位部骨折は80歳代から急増します（図5）[3]。そのため，60歳代からは椎体の予防に主眼を置き，70歳代後半からは大腿骨近位部骨折予防を考慮する必要があります。

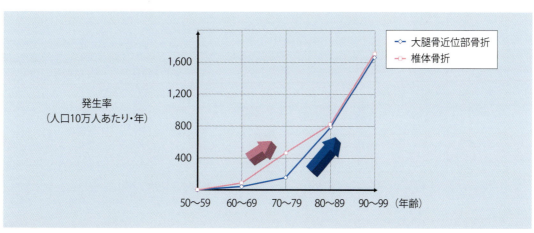

図5 年齢階級別発生率

（文献3より引用改変）

2. 大腿骨近位部骨折患者における椎体骨折併存率
〔新潟県高齢者骨折調査, 2015（平成27）年〕

　大腿骨近位部骨折患者の79％に既存椎体骨折が認められました（図6）[4]。また，既存椎体骨折を有する大腿骨近位部骨折患者は歩行能力の低下をきたしやすく，生命予後も有意に不良でした[5]。

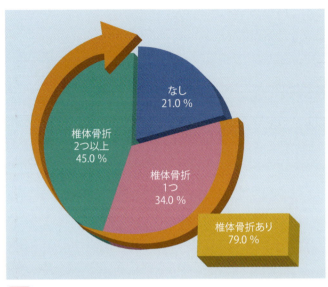

図6　椎体骨折併存率

（文献4より引用改変）

IV 大腿骨近位部骨折と内科的疾患の併存および服用薬剤

1. 大腿骨近位部骨折患者における内科的併存症
〔新潟県高齢者骨折調査, 2015（平成27）年〕

　大腿骨近位部骨折患者の82.5％が1つ以上の併存症をもっていました。高血圧が最多で，脳・神経疾患，心疾患がこれに続いていました（図7）[5]。また，大腿骨近位部骨折患者は受傷時に平均7種類の薬剤を服用していました。

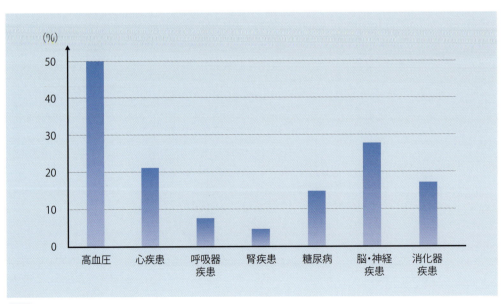

図7　内科的併存症の割合

（文献5より引用改変）

2. 大腿骨近位部骨折患者の認知機能〔新潟県高齢者骨折調査，2015（平成27）年〕

大腿骨近位部骨折患者の認知機能をMini-Mental Status Examination（MMSE）で評価したところ正常（MMSE≧24）は25.7％しかおらず，約3/4が何かしらの認知機能障害を有していました（図8）[5]。

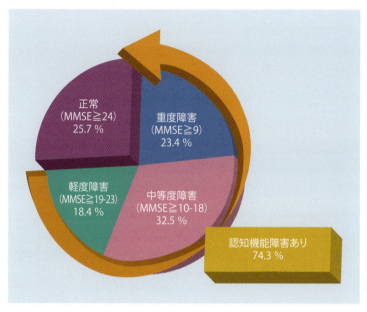

図8 大腿骨折位部骨折患者の認知機能
（文献5より引用改変）

（今井 教雄）

文献

1) 厚生労働省：平成28年国民生活基礎調査調査の概況（https://www.mhlw.go.jp/toukei/saikin/hw/k-tyosa/k-tyosa16/index.html），2017
2) Orimo H, Yaegashi Y, Hosoi T, et al：Hip fracture incidence in Japan：Estimates of new patients in 2012 and 25-year trends. Osteoporos Int **27**：1777-1784, 2016
3) Imai N, Endo N, Shobugawa Y, et al：Incidence of four major types of osteoporotic fragility fractures among elderly individuals in Sado, Japan, in 2015. J Bone Miner Metab **37**：484-490, 2019
4) Imai N, Endo N, Hoshino T, et al：Mortality after hip fracture with vertebral compression fracture is poor. J Bone Miner Metab **34**：51-54, 2016
5) Imai N, Endo N, Shobugawa Y, et al：A decrease in the number and incidence of osteoporotic hip fractures among elderly individuals in Niigata, Japan, from 2010 to 2015. J Bone Miner Metab **36**：573-579, 2018

8 地域における高齢者社会対策とまちづくり —フレイルとサルコペニア予防

> **ココがポイント！**　健康長寿社会を実現するためには，フレイルやサルコペニア予防を促すような地域を作り上げること，そして１人ひとりの高齢者が，自分自身のフレイルやサルコペニアの兆候を早期発見し，行動を変えていくことが必要です。

I 地域包括ケアシステム

　これからの高齢者社会対策は，地域ぐるみで行われなければなりません。住み慣れた地域で，医療や介護だけではなく，生活支援や介護予防が一体的に提供されるような「地域包括ケアシステム」の構築が進められています（**図1**）[1]。

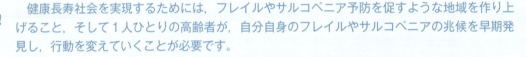

医療，介護のほか，生活支援，介護予防が一体的に受けられる「地域包括ケアシステム」が，自分らしく老後を過ごすために重要。

- 団塊の世代が75歳以上となる2025年を目途に，重度な要介護状態となっても住み慣れた地域で自分らしい暮らしを人生の最後まで続けることができるよう，住まい・医療・介護・予防・生活支援が一体的に提供される地域包括ケアシステムの構築を実現していきます。
- 今後，認知症高齢者の増加が見込まれることから，認知症高齢者の地域での生活を支えるためにも，地域包括ケアシステムの構築が重要です。
- 人口が横ばいで75歳以上人口が急増する大都市部，75歳以上人口の増加は緩やかだが人口は減少する町村部等，高齢化の進展状況には大きな地域差が生じています。
　地域包括ケアシステムは，保険者である市町村や都道府県が，地域の自主性や主体性に基づき，地域の特性に応じて作り上げていくことが必要です。

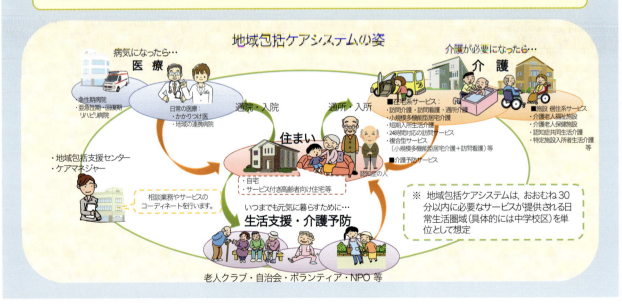

図1　地域包括ケアシステム

（文献1より引用改変）

Chapter I 高齢者社会の現状とフレイル・ロコモ・サルコペニアの意義

II 地域でできるサルコペニアの早期発見

サルコペニアはフレイルの最大の原因です。私たちは，いつでもどこでも簡単にできるサルコペニアの評価方法を作りました。それが「指輪っかテスト」です（図2）。

指輪っかテストの結果が「囲めない」人に比べて，「ちょうど囲める」人や「隙間ができる」人は，サルコペニアのリスクが数倍も高くなります。長期的には，健康寿命や平均寿命の長さにも差が出ることがわかっています（図3）[2]。

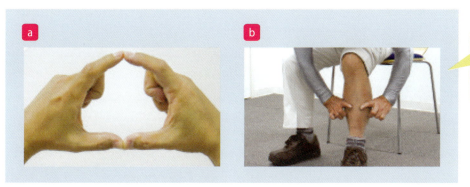

簡単にサルコペニアを評価することができる。

図2　地域でできるサルコペニアの早期発見：「指輪っかテスト」
　両手の親指と人差し指で輪を作る（a）。利き足ではないほうのふくらはぎのいちばん太い部分を力を入れずに軽く囲んでみよう（b）。

「ちょうど囲める」，「隙間ができる」はサルコペニアのリスクが高い。

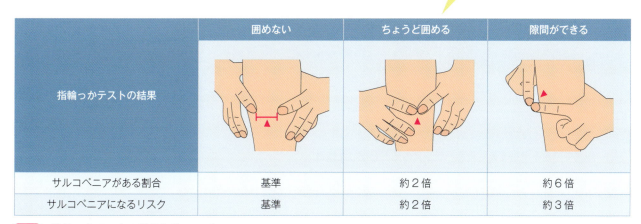

指輪っかテストの結果	囲めない	ちょうど囲める	隙間ができる
サルコペニアがある割合	基準	約2倍	約6倍
サルコペニアになるリスク	基準	約2倍	約3倍

図3　指輪っかテストの結果とサルコペニア

（文献2より引用改変）

Ⅲ サルコペニア・フレイルの予防

　サルコペニア・フレイルの予防には，食事バランスガイドにあるようにバランスよく食べることが大切です。特に高齢期には，たんぱく質を多く含む主菜（肉，魚，卵，大豆料理）や牛乳・乳製品をしっかり摂っていただくことが重要です（図4)[3]。

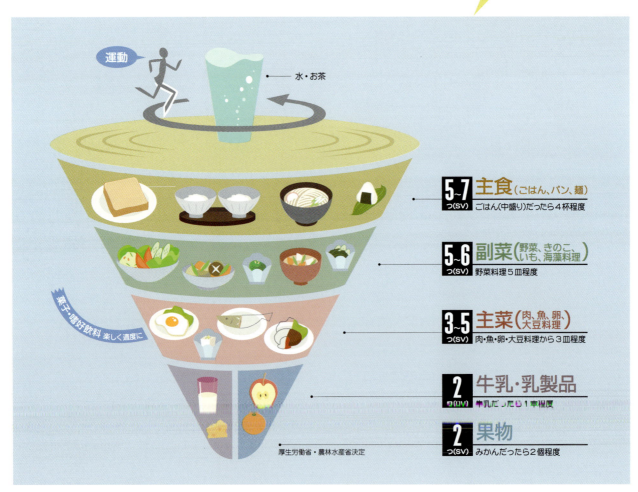

図4　地域でできる栄養改善：食事バランスガイドを使った指導

（文献3より引用）

　また，しっかり食べるための口の機能も大切です。高齢期には，口の些細なトラブル（滑舌低下やむせなど）が増えたり，口の健康への関心が低下したりすることがあります。このような状態は「オーラルフレイル」といわれ，全身の健康悪化につながることがわかってきています（図5)[4]。オーラルフレイルを予防するには，かかりつけの歯科医に口のなかを清潔に保ってもらったり，自分でも口周りの筋肉（舌も含む）をよく動かしたりすることが大切です[5]。

Chapter I 高齢者社会の現状とフレイル・ロコモ・サルコペニアの意義

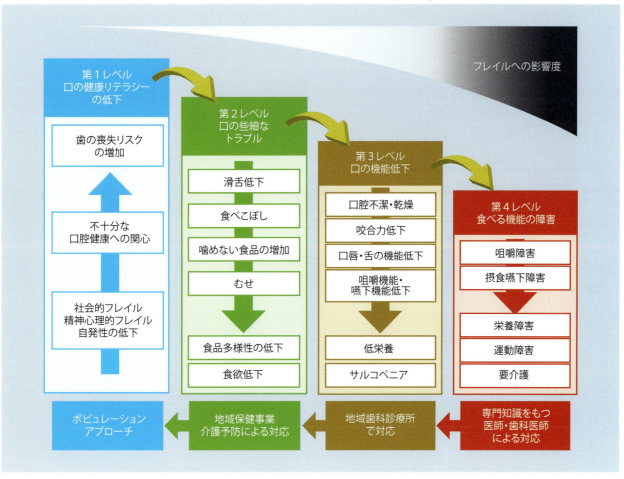

図5 地域でできる口腔機能改善：オーラルフレイル予防

（文献5より引用改変）

　そして，運動も大切です．たんぱく質などの栄養をしっかり摂ったうえで，適度な負荷をかけたレジスタンス運動（スクワットなど）を継続することが効果的です．また，1人よりもグループで運動したほうが，よい効果が出やすくなります（図6）[6]．

　最後に，社会参加です．地域高齢者約5万人のデータから，身体活動だけではなく，文化活動や地域活動を組み合わせることで，よりいっそうの効果が期待できることがわかっています（表）[7]．

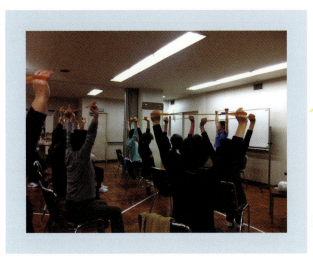
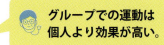

図6 地域でできる運動の推進：
グループで行うレジスタンス運動

（文献6より引用）

表 高齢者の社会参加促進

身体活動	文化活動	地域活動	フレイルの割合
○	○	○	基準
×	○	○	約2倍
○	×	○	約1.5倍
○	○	×	約2倍
×	×	○	約5倍
×	○	×	約6倍
○	×	×	約6倍
×	×	×	約16倍

身体活動：ウォーキング，水泳，筋力トレーニング，体操，ストレッチ，ヨガ，ダンス
文化活動：パソコン作業，趣味の料理，お菓子作り，手芸，習字，園芸／家庭菜園，囲碁，将棋，麻雀，カラオケ，コーラス，楽器演奏，カメラ，読書，俳句／短歌／川柳，語学学習，その他
地域活動：公衆および地域の利益のために行うボランティア活動・地域活動

（文献7より引用）

（高橋 競，飯島勝矢）

文献

1) 厚生労働省：地域包括ケアシステム（https://www.mhlw.go.jp/stf/seisakunitsuite/bunya/hukushi_kaigo/kaigo_koureisha/chiiki-houkatsu/）
2) Tanaka T, Takahashi K, Akishita M, et al："Yubi-wakka" (finger-ring) test：A practical self-screening method for sarcopenia, and a predictor of disability and mortality among Japanese community-dwelling older adults. Geriatr Gerontol Int **18**：224-232, 2018
3) 厚生労働省：「食事バランスガイド」について（https://www.mhlw.go.jp/bunya/kenkou/eiyou-syokuji.html）
4) 日本歯科医師会：歯科診療所におけるオーラルフレイル対応マニュアル2019年版（https://www.jda.or.jp/dentist/oral_flail/pdf/manual_all.pdf）
5) Tanaka T, Takahashi K, Hirano H, et al：Oral frailty as a risk factor for physical frailty and mortality in community-dwelling elderly. J Gerontol A Biol Sci Med Sci **73**：1661-1667, 2018
6) サルコペニア診療実践ガイド作成委員会（編）：サルコペニア診療実践ガイド．72p, ライフサイエンス出版，東京，2019
7) 吉澤裕世，田中友規，高橋競ほか：地域在住高齢者における身体・文化・地域活動の重複実施とフレイルとの関係．日公衛誌 **66**：306-316, 2019

Chapter II
サルコペニア・フレイル

1. フレイル概念，診断基準とガイドライン
2. サルコペニアの概念，分類と診断基準
3. 侵襲・悪液質と（消化器）周術期とフレイル・サルコペニア
4. 消化器疾患とサルコペニア
5. 循環器病とフレイル，それを克服する"DOPPO"リハビリ
6. 肥満とサルコペニア・フレイル
7. 腎臓病とサルコペニア・フレイル
8. オーラルフレイル
9. 栄養による予防
   ―リハビリテーション栄養
10. 運動療法による予防

1 フレイルの概念，診断基準とガイドライン

> **ココがポイント！**
> フレイルの診断のための基準としては，2つの異なる概念がよく用いられています。1つは，Friedらによって提唱されている表現型モデルで，もう1つが，Mitnitskiらによって提唱されている障害蓄積モデルです[1]。どちらの評価法も有用であり，その評価が推奨されています。フレイルに対してはレジスタンス運動が有効であるとされています。また，多剤併用がフレイルに関連するために，定期的な薬剤レビューによって，多剤併用の解消に努めることが推奨されています。今後，フレイルへの対応法のさらなる研究の成果が期待されています。

I フレイルの診断のための基準

2つの異なる概念がよく用いられます。1つは，Friedらによって提唱されている表現型モデルで，もう1つが，Mitnitskiらによって提唱されている障害蓄積モデルです[1]。

表現型モデルの診断基準が，Cardiovascular Health Study（CHS）基準です（**表1**）。5項目からなり，3項目以上が該当する場合にフレイル，1項目も該当しない場合に健常（ロバスト）とされ，その中間はプレフレイルとされます。

体重減少のカットオフは，2～3 kg/6カ月がよく用いられます。歩行速度は1 m/sec以下，握力は男性26 kg，女性18 kg未満がよく使われます[2]。

CHS基準によって定義づけられたフレイルは，日本人においても生命予後と関連することが示されています（**図**）[3]。

II 障害蓄積モデルに基づくフレイルの診断

障害蓄積モデルに基づくフレイルの診断には，フレイルインデックス（frailty index：FI；該当した項目数／評価した項目数）が用いられます。FIは，評価した多く項目のうち，該当する項目数の割合として，0～1の間の連続変数として示されます。たとえば，40項目中10項目該当する場合には，FIは0.25となります。

フレイルの診断のためのFIのカットオフもさまざまな数値が用いられますが，たとえば，0.08以下を健常，0.25以上をフレイルとして，その中間をプレフレイルとする場合もあります。

FIの算出のための評価項目として決まったものはありませんが，**表2**の条件を満たす項目を少なくとも30項目以上を評価することとされています[4]。

> 3項目以上該当した場合はフレイル，1項目も該当しない場合は健常（ロバスト），その中間をプレフレイル。

表1　フレイルの診断基準（CHS基準）

① 体重減少
② 主観的疲労感
③ 日常生活活動量の減少
④ 歩行速度の低下
⑤ 握力の低下

表2　FIの項目

① 健康状態に関連
② 加齢に伴い
③ 対象項目の頻度が早期に天井効果を示さない
④ 評価項目が特定の系に偏らない
⑤ 経時的に同じ人を評価する場合には，同じセットの項目を使用

> FI算出のため，条件を満たす項目を少なくとも30項目以上評価すること。

> FI算出のための評価項目に決まったものはない。

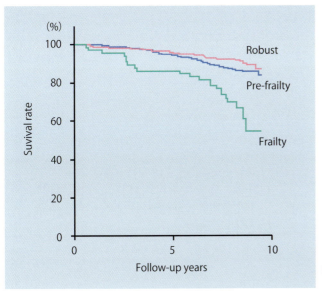

 CHS 基準によって定義づけられたフレイルは，日本人の生命予後にも関連している。

図 日本人におけるフレイルと生命予後

（文献3より引用）

III CHS 基準と FI

表現型モデルも障害蓄積モデルも，フレイルの診断のためには，どちらもよく用いられており，両者による診断は，ある程度一致することが示されていますが，その相違点を 表3 にまとめました[5]。

2016（平成28）年にシンガポールで開催された Asia-Pacific Geriatrics Conference で行われたシンポジウムをもとに，2017（平成29）年には Asia-Pacific Clinical practice guidelines for the management of frailty が発表されました[6]。

 ある程度の一致がみられる，相違点もある。

表3 CHS 基準と FI の違い

CHS 基準（表現型モデル）	FI（障害蓄積モデル）
① 症候，症状	① 疾患，ADL，臨床評価の結果
② 臨床的評価の前に適応可能	② 臨床的評価のあとに適応
③ カテゴリー変数	③ 連続変数
④ あらかじめ定義された基準	④ 不特定の基準
⑤ 機能低下の前兆としてのシンドローム	⑤ 障害の蓄積
⑥ 機能低下の起こる前の高齢者に限定することで意味のある結果を示す	⑥ 機能や年齢とは独立して，すべての個人を対象とできる

Ⅳ 強い推奨

表4 に示す3項目が挙げられました．CHS 基準と FI によるフレイルの評価が推奨され，レジスタンス運動が有効であり推奨されるとされています．また，多剤併用がフレイルに関連するために，定期的な薬剤レビューによって，多剤併用の解消に努めることが推奨されました．

表4 強い推奨

① フレイルの同定には検証された測定ツールを用いる
② フレイルは，レジスタンス運動を含む個別の身体活動プログラムを適用する
③ 不適切であったり，不必要な薬剤を減量・中止することによって，多剤併用を解消するように努める

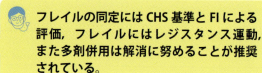

フレイルの同定には CHS 基準と FI による評価，フレイルにはレジスタンス運動，また多剤併用は解消に努めることが推奨されている．

Ⅴ フレイル高齢者の疲労感

疲労感の原因をスクリーニングすることは重要であると考えられますが，フレイル高齢者の疲労感に介入した臨床的な研究結果はまだ少なく，条件つきの推奨とされました．同様に，たんぱく質・エネルギーの補充，ビタミン D 補充の効果もデータが不足しています（表5）．

表5 条件つき推奨

① フレイルの疲労感の原因をスクリーニングする
② 意図しない体重減少のあるフレイル高齢者は，修正可能な原因をスクリーニングして，栄養強化やたんぱく質・エネルギーの補充を考慮する
③ ビタミン D 欠乏の場合にはビタミン D を処方する

フレイル高齢者の疲労感に介入した臨床研究結果は少ないので条件つきの推奨．

Ⅵ 推奨しない個別の支援教育プラン

フレイル高齢者に，個別の支援教育プランを提供することによる臨床的な効果を検証した大規模な質の高い randomized controlled study の結果はなく，現段階ではこうしたプランの提供は推奨されませんが，今後の研究の成果が期待されています[5,6]．

（梅垣 宏行，葛谷 雅文）

文献

1) Mitnitski AB, Mogilner AJ, MacKnight C, et al：The accumulation of deficits with age and possible invariants of aging. ScientificWorldJournal **2**：1816-1822, 2002
2) Chen LK, Liu LK, Woo J, et al：Sarcopenia in Asia：consensus report of the Asian Working Group for Sarcopenia. J Am Med Dir Assoc **15**：95-101, 2014
3) Yuki A, Otsuka R, Tange C, et al：Physical frailty and mortality risk in Japanese older adults. Geriatr Gerontol Int **18**：1085-1092, 2018
4) Searle SD, Mitnitski A, Gahbauer EA, et al：A standard procedure for creating a frailty index. BMC Geriatr **8**：24, 2008
5) Cesari M, Gambassi G, van Kan GA, et al：The frailty phenotype and the frailty index：different instruments for different purposes. Age Ageing **43**：10-12, 2014
6) Dent E, Lien C, Lim WS, et al：The Asia-Pacific Clinical Practice Guidelines for the Management of Frailty. J Am Med Dir Assoc **18**：564-575, 2017

2 サルコペニアの概念, 分類と診断基準

> **ココがポイント！**
> サルコペニアの概念は，2010（平成22）年の欧州ワーキンググループ（European Working Group on Sarcopenia in Older People：EWGSOP）によるコンセンサスレポートでは症候群として位置づけられましたが，2018（平成30）年の新しい改訂版（EWGSOP2）では疾患として位置づけられるようになりました。さらに，筋肉量減少を重視した前者に比べ，後者では筋力低下を主体とした考え方に修正され，これに伴って診断のアルゴリズムも変更されました。臨床的には，筋力低下があればサルコペニア疑いとして介入や評価を進めるというアルゴリズムが提唱されました。アジアのワーキンググループも2019年に改訂版のレポートを発表する予定です。

I サルコペニアの概念と診断基準

サルコペニアは加齢に伴う筋肉量の喪失を意味する用語として，1988（昭和63）年にRosenbergが提唱した造語です[1]。しかし，筋肉量の減少に比べ，筋力低下のほうが身体機能低下に及ぼす影響が大きいことから，これらの指標を組み合わせた基準がさまざまな学術団体から提案されています。

1. 各学術団体によるサルコペニアの診断基準① (表1)[2]

サルコペニアの原義を踏まえ，筋肉量の減少を重視する基準がほとんどですが，2018（平成30）年に改訂されたEuroppan Working Group on Sarcopenia in Older People 2（EWGSOP2）では，筋力低下を重視する考え方が示されました[2]。

> 2018（平成30）年の改訂版で筋肉量減少より筋肉低下重視に変わった。

表1 各学術団体によるサルコペニアの診断基準①

	筋肉量減少	筋力低下	身体機能低下（歩行速度低下）	備考
EWGSOP/AWGS	◎	○*		*筋力低下または身体機能低下のいずれか，あるいは両方を伴うこと
JSH	◎*	○	—	*第3腰椎レベルの筋肉量または四肢筋肉量の身長による補正値を評価
IWGS/SSCWD	◎	—	○	—
FNIH	◎	○	—*	*身体機能低下は診断基準から外され，アウトカムとして利用
EWGSOP2	○	◎	—*	*身体機能低下は診断基準から外され，重症度評価の指標と位置づけられた

◎：重視される必須項目, ○：必須項目
EWGSOP：European Working Group on Sarcopenia in Older People, AWGS：Asian Working Group for Sarcopenia, JSH：The Japan Society of Hepatology, IWGS：International Working Group on Sarcopenia, SSCWD：Society on Sarcopenia, Cachexia and Wasting Disorders, FNIH：Foundation of the Naitional Institute of Health

（文献2より引用改変）

2．各学術団体によるサルコペニアの診断基準② (表2)[3]

サルコペニアの評価のうち，筋肉量の評価方法に課題があり，四肢筋肉量を身長の2乗で除す方法やBMIで除す方法，四肢除脂肪量を評価する方法，第3腰椎レベルの腹部CTで筋肉量を計測する方法などが提唱されています。

> サルコペニアの評価では筋肉量の評価方法が課題。いろいろな評価方法が提唱されている。

表2　各学術団体によるサルコペニアの診断基準②

		EWGSOP	AWGS	IWGS	FNIH	FNIH slowness	SSCWD	JSH
身体機能（通常歩行速度）		≦0.8 m/秒（4 mコース）	≦0.8 m/秒（6 mコース）	<1.0 m/秒	—	≦0.8 m/秒	<1.0 m/秒 あるいは <400 m（6分間歩行）	—
四肢骨格筋量	評価基準	四肢骨格筋量の身長補正値（ASMI）	四肢骨格筋量の身長補正値（ASMI）	四肢骨格筋量の身長補正値（ASMI）	四肢骨格筋量のBMI補正値	四肢骨格筋量のBMI補正値	四肢除脂肪量（kg）	第3腰椎（L3）レベル筋量の身長補正値／四肢骨格筋量の身長補正値（ASMI）
	カットオフ値（測定方法）	（DXA/BIA）<若年層の平均値 -2SD	（DXA）男性<7.0 kg/m²　女性<5.4 kg/m²（BIA）男性<7.0 kg/m²　女性<5.7 kg/m²	（DXA）男性<7.23 kg/m²　女性<5.67 kg/m²	（DXA）男性<0.789 kg/BMI　女性<0.512 kg/BMI	（DXA）男性<0.789 kg/BMI　女性<0.512 kg/BMI	（DXA）<若年層の平均値（20～30歳）-2SD	（CT）L3レベル筋量の身長補正値 男性<42 cm²/m²　女性<38 cm²/m²（BIA）四肢骨格筋量の身長補正値 男性<7.0 kg/m²　女性<5.7 kg/m²
筋力（握力）		男性<30 kg 女性<20 kg	男性<26 kg 女性<18 kg	—	男性<26 kg 女性<16 kg	男性<26 kg 女性<16 kg	—	男性<26 kg 女性<18 kg

（文献3より引用改変）

II AWGS によるサルコペニア診断

わが国を含むアジア諸国の専門家が Asian Working Group for Sarcopenia（AWGS）を組織し，アジアの人々に適したサルコペニアの診断基準とアルゴリズムを 2014 年に提唱しました[4]。

1. AWGS によるサルコペニアの診断アルゴリズム（図1）[4]

AWGS は握力と歩行速度の評価を行うことで，いずれの機能も低下していない人を除外することを第1段階として行い，いずれかの低下がある人には筋肉量評価を行うという手順を推奨しています。

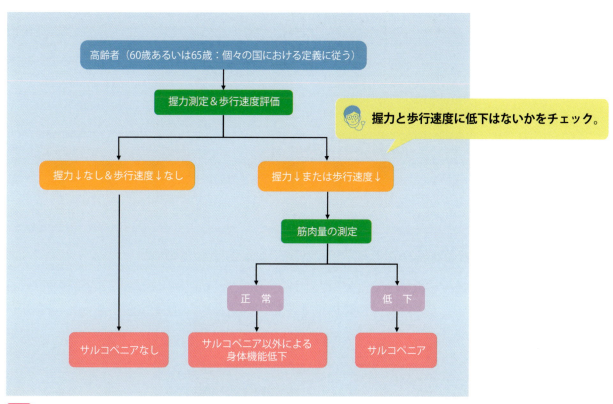

図1 AWGS によるサルコペニアの診断アルゴリズム

（文献4より引用改変）

2. サルコペニア評価を行うべき対象者（AWGS）（表3）[5]

AWGS はサルコペニア評価を積極的に行うべき対象者を具体的に示していて，身体機能障害に陥りやすい高齢者の特徴を示すとともに，各評価指標のカットオフ値も提唱しました。

表3 サルコペニア評価を行うべき対象者（AWGS）

項目	基準
スクリーニング対象者	地域在住高齢者および下記のような状態にある高齢者 ・機能低下や機能障害が最近現れた ・1カ月の間に5％以上意図しない体重減少があった ・うつ気分または認知機能障害 ・繰り返す転倒 ・栄養障害 ・慢性疾患の合併（慢性心不全，COPD，糖尿病，慢性腎臓病，膠原病，結核感染，およびその他の消耗性疾患）
対象年齢層	60歳あるいは65歳以上（各国における高齢者の定義に従う）
スクリーニング	握力と歩行速度
歩行速度のカットオフ値	0.8 m/秒
握力のカットオフ値	男性：26 kg，女性：18 kg
筋肉量のカットオフ値 （四肢筋肉量／身長^2）	DXA法：男性 7.0 kg/m^2，女性 5.4 kg/m^2 BIA法：男性 7.0 kg/m^2，女性 5.7 kg/m^2

COPD：chronic obstructive pulmonary disease, DXA：dual X-ray absorptiometry, BIA：bioelectrical impedance analysis

（文献5より引用改変）

III EWGSOP2によるサルコペニア診断

EWGSOP2は，筋力低下の指標を筋肉量の減少よりも優先する立場を鮮明にし，筋力低下のみでサルコペニア疑い，筋肉量減少があれば確定診断とすることを提唱しました[2]。

1．EWGSOP2によるサルコペニアの診断アルゴリズム（図2）[2]

EWGSOP2によるサルコペニアの診断アルゴリズムは，①症例の発見，②評価，③確定診断，④重症度判定の4段階の流れで進めることが推奨されています。筋力低下ありと評価した場合は，この段階で原因評価や介入を開始することを勧めています。

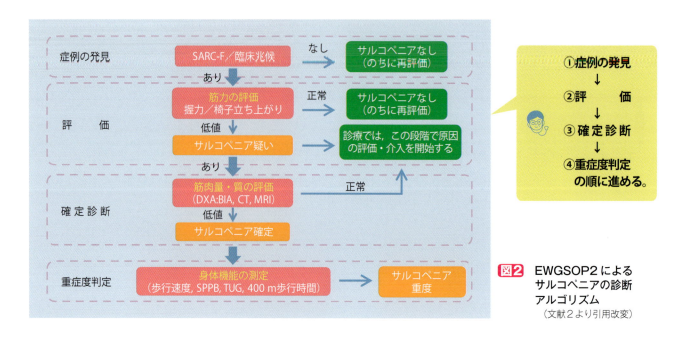

図2 EWGSOP2によるサルコペニアの診断アルゴリズム

（文献2より引用改変）

2. EWGSOP2によるサルコペニア評価のカットオフ値（表4）[2]

EWGSOP2では各指標について明確な基準値が示されました。筋肉量の測定方法は，二重エネルギーX線吸収測定（DXA）法に基づいた値が示されていますが，生体電気インピーダンス（BIA）法の使用についてもインピーダンス値に基づく標準化に留意することを前提に許容されています。

表4 EWGSOP2によるサルコペニア評価のカットオフ値

測定項目	男性	女性
筋力の評価		
握力	<27 kg	<16 kg
椅子5回立ち上がり	>15秒	
筋肉量の評価		
ASM	<20 kg	<15 kg
ASM/身長（m）^{2}	<7.0 kg/m^2	<5.5 kg/m^2
身体機能の評価		
歩行速度	≦0.8 m/s	
SPPB	≦8点	
TUG	≧20秒	
400 m歩行	未達成または≧6分	

> サルコペニアかどうかの値は明確。

EWGSOP：European Working Group on Sarcopenia in Older People, ASM：Appendicular Skeletal Muscle Mass, SPPB：Short Physical Performance Battery, TUG：Timed Up and Go

（文献2より引用改変）

IV サルコペニアの進行と分類

骨格筋量と筋力は生涯にわたって変化し，50歳以降では下肢骨格筋量は毎年1～2％，筋力は毎年1.5～5％減少すると報告されています[6]。その経過には，加齢のみならず，活動性，疾患，栄養などの影響があります。

1. 筋力と経年変化（図3）[2]

サルコペニアの進行を予防するためには，若年期に筋力のピーク値を上昇させ，中年期にピーク値を維持し，高齢期にはその低下を最小限にする生涯全般を通した対策が必要です。

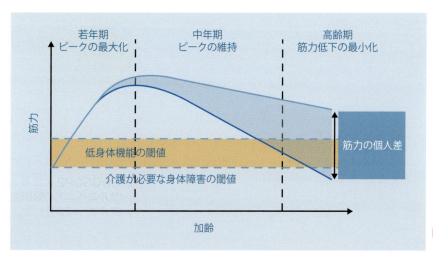

図3 筋力と経年変化

（文献2より引用改変）

2．サルコペニアの原因別分類 (表5)[7]

サルコペニアは，加齢に起因する一次性サルコペニアと，加齢以外の原因に基づく二次性サルコペニアに分類されます。二次性サルコペニアは，不活発な生活によるもの，疾患に伴う消耗によるもの，栄養不良によるものの3つに分類されます。

表5 サルコペニアの原因別分類

分類	原因
一次性サルコペニア	
加齢性サルコペニア	加齢以外の原因がない
二次性サルコペニア	
身体活動性サルコペニア	ベッド上安静，運動しない生活スタイル，廃用，無重力状態
疾患性サルコペニア	高度な臓器障害（心臓，肺，肝臓，腎臓，脳），炎症性疾患，悪性腫瘍，内分泌疾患
栄養性サルコペニア	吸収不良，胃腸疾患，食欲不振をきたす薬物の使用，たんぱく質摂取不足

（文献7より引用改変）

（佐竹 昭介）

文献

1) Rosenberg IH：Sarcopenia：Origins and clinical relevance. J Nutr **127**：990S-991S, 1997
2) Cruz-Jentoft AJ, Baeyens JP, Bauer JM；European Working Group on Sarcopenia in Older people, et al：Sarcopenia: European consensus on definition and diagnosis：Report of the European Working Group on Sarcopenia in Older People. Age Ageing **39**：412-423, 2010
3) サルコペニア診療ガイドライン作成委員会（編）：CQ3 サルコペニア，サルコペニア肥満のスクリーニング方法・診断方法とは？ サルコペニア診療ガイドライン2017年版，p7-9, ライフサイエンス出版, 東京, 2017
4) Chen LK, Liu LK, Woo J, et al：Sarcopenia in Asia：consensus report of the Asian Working Group for Sarcopenia. J Am Med Dir Assoc **15**：95-101, 2014
5) Arai H, Akishita M, Chen LK：Growing research on sarcopenia in Asia. Geriatr Gerontol Int **14**（Suppl 1）：1-7, 2014
6) Keller K, Engelhardt M：Strength and muscle mass loss with aging process. Age and strength loss. Muscle Ligaments Tendons J **3**：346-350, 2013
7) Cruz-Jentoft AJ, Bahat G, Bauer J；Writing Group for European Working Group on Sarcopenia in Older people 2（EWGSOP2），and the Extended Group for EWGSOP2, et al：Sarcopenia：European consensus on definition and diagnosis. Age Ageing **48**：16-31, 2019

3 侵襲・悪液質と（消化器）周術期とフレイル・サルコペニア

> **ココがポイント！**
> フレイル・サルコペニアは周術期・侵襲下患者においても予後にかかわる要因です。侵襲時には炎症性サイトカインが産生され，エネルギー必要量の増加，たんぱく異化亢進，耐糖能低下による高血糖などが引き起こされます。その結果，筋たんぱく異化亢進によりサルコペニアが進行し創傷治癒の遅延や死亡率，合併症率の増加のリスクが増します。サルコペニアを予防する，あるいはサルコペニアの進行を防ぐためには栄養状態を適切に評価し，必要ならば術前から栄養管理を開始し，術後も早期から経口摂取や経腸栄養を開始することが望ましいです。

I フレイルによる（消化器）周術期・侵襲下患者での諸問題

周術期・侵襲下患者では，フレイルの精神的要因，社会的要因も問題となりますが，身体的要因として特にサルコペニアは予後などにかかわってきます（図1）。

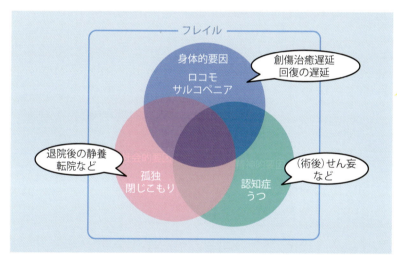

図1 フレイルによる（消化器）周術期・侵襲下患者での諸問題

II サルコペニアと（消化器）周術期・侵襲下患者

高齢化により一次性サルコペニアも増加していますが，二次性サルコペニア（活動関連：ベッド状安静など，疾患関連：臓器不全，炎症など，栄養関連：禁食，摂食不良など）も周術期・侵襲下患者では問題となります（図2）。

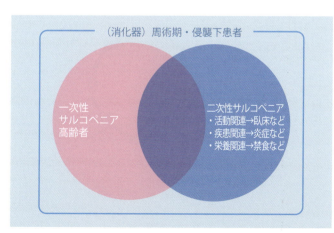

図2 サルコペニアと（消化器）周術期・侵襲下患者

III 炎症性サイトカインとホルモン分泌

　侵襲時には炎症性サイトカインが産生されますが，サイトカインはホルモン動態にも影響を与えます。その結果，エネルギー代謝亢進からエネルギー必要量の増加，たんぱく異化亢進およびたんぱく同化低下，耐糖能低下による高血糖などが引き起こされます（図3）。

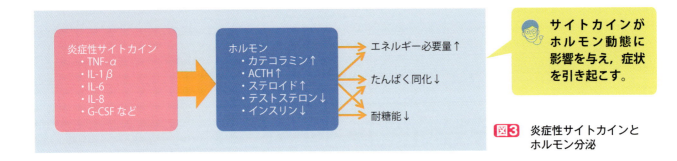

図3　炎症性サイトカインとホルモン分泌

IV 侵襲下での代謝動態

　侵襲下ではエネルギー必要量が増加しますが，肝グリコーゲン貯蔵量は約1日分しかないため，筋たんぱく質分解により遊離したアミノ酸から糖新生を行いグルコースを供給する反応が亢進します。たんぱく質必要量が増加した状態となります（図4）。

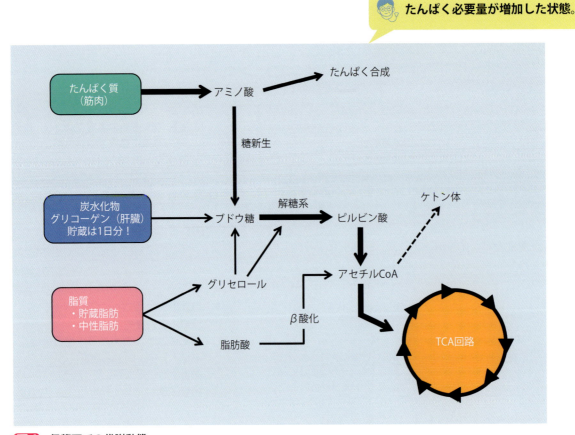

図4　侵襲下での代謝動態

Chapter Ⅱ サルコペニア・フレイル

Ⅴ 侵襲下・（消化器）手術・がん悪液質患者での代謝と影響

侵襲下・（消化器）手術・がん悪液質では炎症性サイトカインによる筋たんぱく異化亢進によりサルコペニアが進行するリスクがあります。離床の遅れや回復遅延から創傷治癒の遅延や死亡率，合併症率の増加におけるリスクが増します（図5）。

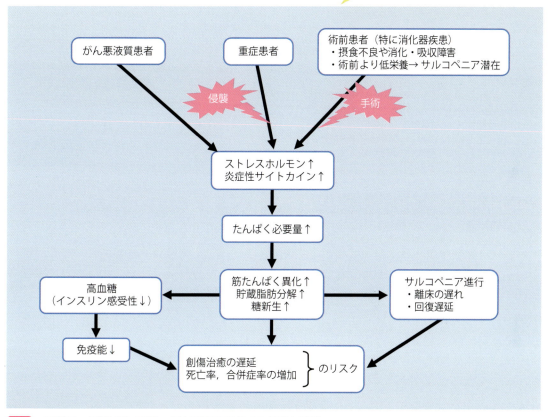

図5　侵襲下・（消化器）手術・がん悪液質患者での代謝と影響

Ⅵ サルコペニア（フレイル）の予防・治療

サルコペニア（フレイル）の予防・治療としては一般的に表1のような内容が挙げられております。たんぱく質（アミノ酸）では近年，ロイシンが注目されています。

表1　サルコペニア（フレイル）の予防・治療

① たんぱく質（アミノ酸）
② 運動（エクソサイズ）
③ 抗酸化物質（サプリメント）
④ ビタミンD
⑤ 脂肪酸（n-3系）

VII 侵襲下・（消化器）手術・がん悪液質患者での予防・治療

　周術期（侵襲下）患者では，可能ならば術前から栄養管理などを開始し，術後も可能であれば早期から，できるだけ経口摂取や経腸栄養を開始することが望ましいと考えられます（表2）。

表2 侵襲下・（消化器）手術・がん悪液質患者での予防・治療

周術期（侵襲下）患者
術前
術前栄養管理，エクソサイズ
術中
低侵襲手術
術後
・十分な鎮痛 → 早期離床 ・適切なエネルギー投与（30 kcal/kgが目安） ・十分なたんぱく投与（侵襲度に応じて〜1.5 g/kg） ・早期栄養療法（できるだけ経口・経腸で） ・エクソサイズ
悪液質患者（不可逆性カヘキシアではない場合）
・適切な栄養ルート（状態に応じて経口・経腸／静脈栄養を選択） ・適切なエネルギー投与（25〜30 kcal/kgが目安） ・十分なたんぱく投与（1.0 g/kgが目安） ・エクソサイズ ・n-3系脂肪酸

早期開始が望ましい。

（小山 諭）

4 消化器疾患とサルコペニア

> **ココがポイント！** 近年，消化器のさまざまな慢性疾患や悪性腫瘍においてサルコペニアが予後不良因子であることが明らかになってきました．本項では，サルコペニアと強く関連する肝硬変や肝細胞がんにおけるサルコペニアの診断，発生機序，臨床的意義，治療の展望などについて概説します．

I サルコペニアの分類

サルコペニアは，大きく一次性と二次性に分類されます．消化器疾患のうち肝硬変や炎症性腸疾患，さまざまな消化器がんなどは，二次性のなかでも疾患に関連するサルコペニアや栄養に関係するサルコペニアの原因となることが知られています（**表1**）[1]．

サルコペニアは2つに分類できる．

表1 サルコペニアの分類

一次性サルコペニア	
加齢性サルコペニア	加齢以外に明らかな原因がないもの
二次性サルコペニア	
活動に関連するサルコペニア	寝たきり，不活発なスタイル，（生活）失調や無重力状態が原因となりうるもの
疾患に関連するサルコペア	重症臓器不全（心臓，肺，肝臓，腎臓，脳），炎症性腸疾患，悪性腫瘍や内分泌疾患に付随するもの
栄養に関係するサルコペニア	吸収不良，消化管疾患，および食欲不振を起こす薬剤使用などに伴う，摂取エネルギーおよび／またはたんぱく質の摂取量不足に起因するもの

（文献1より引用改変）

II サルコペニアの頻度

慢性肝炎や肝硬変などの慢性肝疾患では，特に高齢者や肝硬変の方でサルコペニアが高頻度に発生します（**図1**，**図2**）[2]．

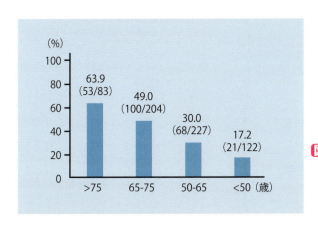

図1 慢性肝疾患症例における年齢別のサルコペニアの頻度〔636例の慢性肝疾患症例，サルコペニアの定義はAsian Working Group for Sarcopeniaの定義（BIA法）に基づく〕

（文献2より引用改変）

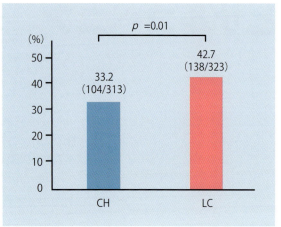

図2 肝硬変症例と慢性肝炎症例におけるサルコペニアの頻度〔636例の慢性肝疾患症例，サルコペニアの定義はAsian Working Group for Sarcopeniaの定義（BIA法）に基づく〕

CH：慢性肝炎（非肝硬変）症例
LC：肝硬変症例

（文献2より引用改変）

III サルコペニアの判定基準

　慢性肝疾患におけるサルコペニアの判定基準が日本肝臓学会から提唱されています。この診断基準では，筋力の評価として握力と，CT画像または生体電気インピーダンス法（BIA）で測定した筋肉量を用いてサルコペニアを判定します（図3)[2]。

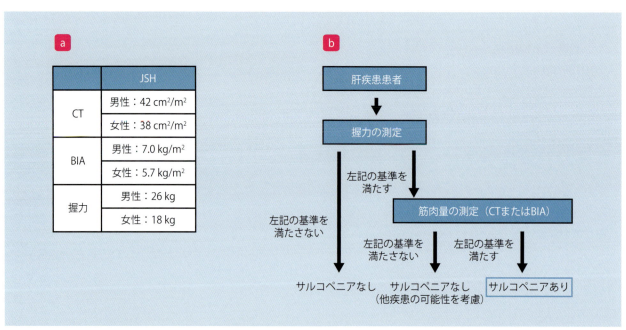

BIA：生体電気インピーダンス法

図3 日本肝臓学会が提唱するサルコペニアの判定基準（第1版）
　カットオフ値（a），肝疾患のサルコペニア判定基準フローチャート（第1版）（b）。

（文献2より引用改変）

IV 肝硬変におけるサルコペニアの発症機序

肝硬変では，門脈圧亢進症，炎症性サイトカイン，高アンモニア血症，グルココルチコイド・インスリン／IGF-1シグナル伝達障害，アルコール性肝硬変，身体不活動，肝での糖新生亢進，低テストステロン血症，ループ利尿薬など，多くの要因がサルコペニア発症に関与すると考えられています（図4）[3]。

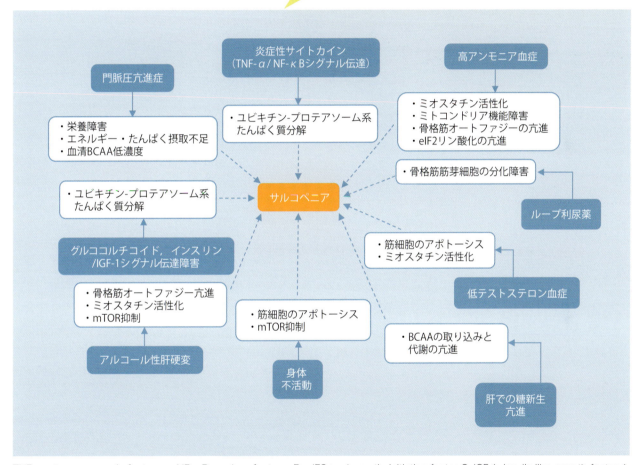

TNF-α：tumor necrosis factor α，NF-κB：nuclear factor κB，eIF2：eukaryotic initiation factor 2，IGF-1：insulin-like growth factor 1，BCAA：branched chain amino acid，mTOR：mammalian target of rapamycin

図4　肝硬変におけるサルコペニアの発症機序

（文献3より引用改変）

V 肝硬変におけるアンモニアを介したサルコペニアの発症機序

肝硬変では，尿素回路障害により増加するアンモニアが，骨格筋の増殖を抑制する働きをもつミオスタチンを増加させるとともに，分岐鎖アミノ酸（BCAA）を低下させ，オートファジーを亢進させることにより，骨格筋量が減少します（図5）[4]。

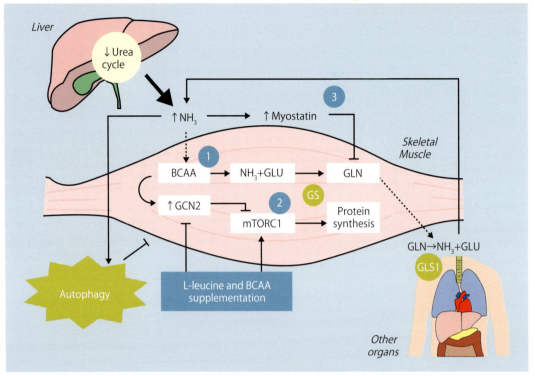

BCAA：branch-chain amino acids, GCN2：general control non-depressible, GLN：glutamine, GLU：glutamate, GLS1：glutaminase, GS：glutamine synthetase, mTORC1：mammalian target of rapamycin complex 1, NH3：アンモニア

図5 肝硬変におけるアンモニアを介したサルコペニアの発症機序

（文献4より引用）

VI 肝硬変におけるサルコペニア合併・非合併別生存率

肝硬変（**図6**）では，サルコペニア合併例は非合併例より生命予後が不良であることが報告されています[5]。

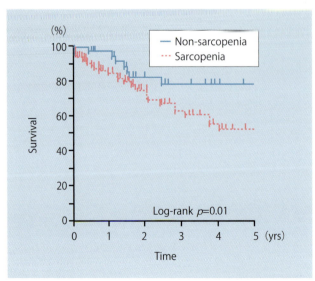

図6 肝硬変におけるサルコペニア合併・非合併別生存率
（文献5より引用改変）

Ⅶ 肝細胞がんにおけるサルコペニア合併・非合併別全死亡率

肝細胞がん（図7）では，サルコペニア合併例は非合併例より生命予後が不良であることが報告されています[6]。

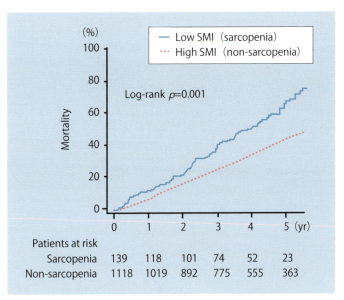

図7 肝細胞がんにおけるサルコペニア合併・非合併別全死亡率

（文献6より引用改変）

Ⅷ 肝細胞がんの経カテーテル的動脈化学塞栓術・動注療法症例における診断時骨格筋量減少例・非減少例および6カ月間変化率別生存率

肝細胞がんの経カテーテル的動脈化学塞栓術・動注療法症例においては，肝細胞がん診断時の骨格筋量の多寡では予後に有意差はありませんでしたが（図8a），骨格筋量が6カ月間で－4.6％より強く減少した群では有意に予後不良でした（図8b）[7]。骨格筋量の変化率は重要な予後指標と考えられます。

> 骨格筋量の変化率が重要な予後指標。

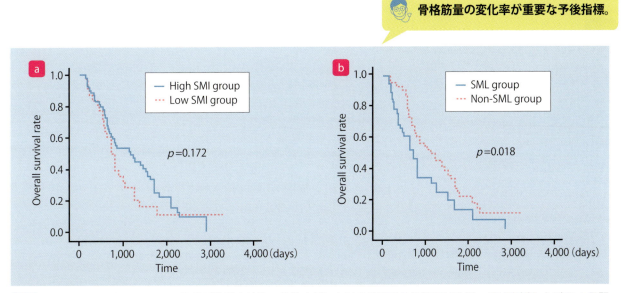

図8 肝細胞がんの経カテーテル的動脈化学塞栓術・動注症例における診断時骨格筋量減少例・非減少例および6カ月間変化率別生存率

（文献7より引用改変）

IX 慢性肝疾患患者におけるサルコペニアの病態と治療

　サルコペニアの基本治療は運動・栄養療法ですが、慢性肝疾患患者に合併するサルコペニアに対してコンセンサスの得られた治療指針はありません。現在、薬物療法も含め、さまざまな方向から有効な治療法が模索されています（図9）[8]。

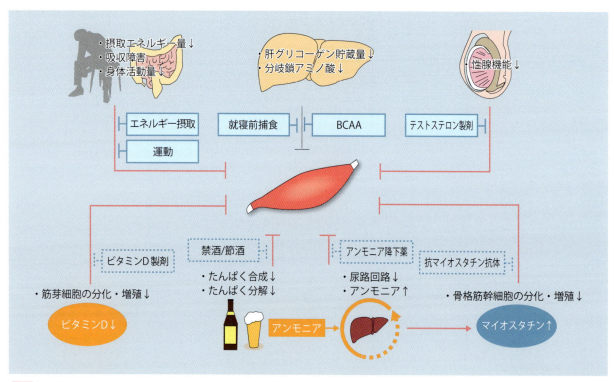

図9 慢性肝疾患患者におけるサルコペニアの病態と治療

（文献8より引用改変）

（川合 弘一, 寺井 崇二）

文献

1) Cruz-Jentoft AJ, Landi F, Schneider SM, et al：Prevalence of and interventions for sarcopenia in ageing adults：a systematic review. Report of the International Sarcopenia Initiative (EWGSOP and IWGS). Age Ageing **43**：748-759, 2014
2) 日本肝臓学会：肝疾患におけるサルコペニア判定基準（第1版）（https://www.jsh.or.jp/medical/guidelines/jsh_guidlines/sarcopenia), 2016
3) Ebadi M1, Bhanji RA1, Mazurak VC, et al：Sarcopenia in cirrhosis：from pathogenesis to interventions. J Gastroenterol **54**：845-859, 2019
4) Tandon P, Ismond KP, Riess K, et al：Exercise in cirrhosis：Translating evidence and experience to practice. J Hepatol **69**：1164-1177, 2018
5) Hanai T, Shiraki M, Nishimura K, et al：Sarcopenia impairs prognosis of patients with liver cirrhosis. Nutrition **31**：193-199, 2015
6) Fujiwara N, Nakagawa H, Kudo Y, et al：Sarcopenia, intramuscular fat deposition, and visceral adiposity independently predict the outcomes of hepatocellular carcinoma. J Hepatol **63**：131-140, 2015
7) Kobayashi T, Kawai H, Nakano O, et al：Rapidly declining skeletal muscle mass predicts poor prognosis of hepatocellular carcinoma treated with transcatheter intra-arterial therapies. BMC Cancer **18**：756, 2018
8) 川口巧, 中野曖, 鳥村拓司：肝疾患におけるサルコペニアの治療. 日消誌 **115**：439-448, 2018

5 循環器病とフレイル，それを克服する"DOPPO"リハビリ

> **ココがポイント！**
> 高血圧症，心筋梗塞や狭心症，心臓弁膜症，特殊な心筋症などのさまざまな循環器病によって心臓のポンプ機能障害は起こります。これにより呼吸困難・倦怠感や浮腫が出現し，運動耐容能が低下した状態を"心不全"といいます[1]。少子超高齢社会となったわが国の心不全は，救命・再発予防もさることながら，まさにフレイル克服が正面課題になりつつあります。

Ⅰ 令和時代の心不全像

図1 年齢階級別の心不全罹患率

（文献2より引用改変）

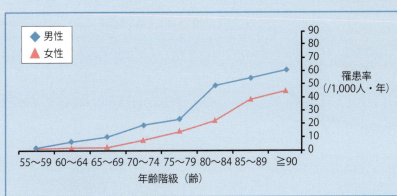

図2 ポンプ機能による心不全分類のイメージ

* : heart failure preserved with ejection fraction
** : heart failure with reduced ejection fraction

1．80歳超の高齢者（傘寿者）に多い（図1）
心不全は高齢者に多く発症し，日常的に出会うありふれた疾患です。地域病院ではその多くが80歳を超えた傘寿者であり[2〜4]，20年以内に3人に1人が高齢者となるわが国において，超高齢者の心不全への適切な対応のあり方が問われています。

2．特徴は硬い心臓
高齢心不全は，心ポンプの押し出す力（収縮能）の低下ではなく，ふくらむ力（拡張能）の低下した病態，"硬い心臓"が多いといわれています（図2）[5]。つまり，明らかな症状を示さず，心不全が隠れた状態で経過している"隠れ心不全"が多いのです。

3．抱えているたくさんの余病
高齢心不全では，脳梗塞などの脳神経疾患，骨折や腰痛などの運動器疾患，呼吸器疾患，貧血や腎疾患といった，身体活動の低下，フレイルの進行にかかわる多くの疾患を併せ持つことも特徴です[3,4]。また，栄養低下や認知症，要介護者が多いため，疾患の治療と同時に生活や社会的な支援が重要となります[3]。

4．高合併率で，入院や死亡が多いフレイル心不全患者
一般住民に比べ，心不全患者のフレイル合併率は高く，半数近くがフレイルを合併しているという報告もあります[6]。また，フレイルを合併した心不全患者は，死亡や入院などの比率が高くなります[7]。

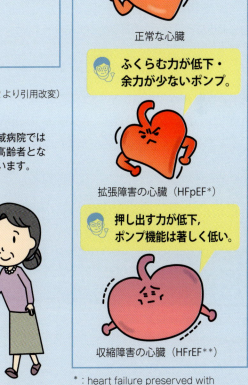

II 心不全とフレイルに対する治療法
―包括的心臓リハビリ

1. 互いに悪いサイクルを形成する心不全とフレイル

　高齢心不全は，図3のような機序でサルコペニアを悪化させます。他方でサルコペニアは心機能を低下させ，心不全を悪化させるというサイクルを形成していると考えられています[8, 9]。

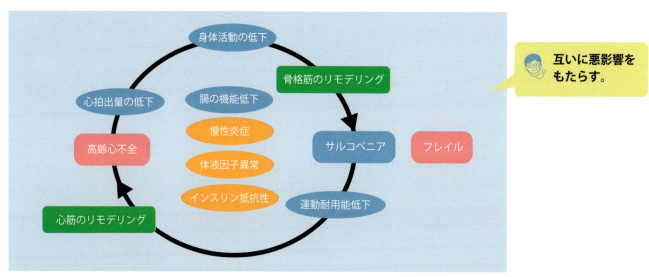

図3 心不全とフレイルの悪化サイクル

2. フレイルサイクルへの心臓リハビリの介入ポイント（図4）[10]

　保険診療が認められている"包括的"心臓リハビリテーション（以下，心臓リハビリ）は，疾患管理とリスク管理を適切に行いながら，運動療法，食事療法，生活指導，社会支援を多職種が行う取り組みです。包括的心臓リハビリは，フレイルが進行する機序において重要なポイントへ多面的かつ効率的に介入し，悪いサイクルを断ち切ります。

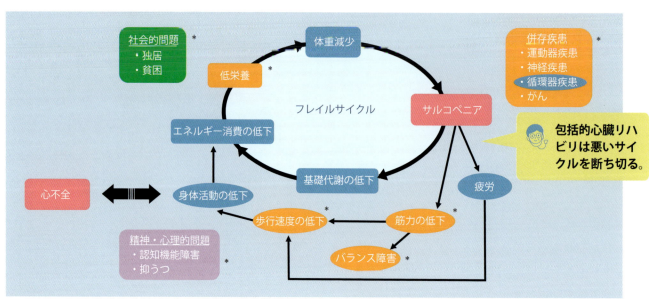

＊：包括的心臓リハビリの介入点
図4 フレイルサイクルへの心臓リハビリの介入ポイント

（文献10より引用改変）

Ⅲ 高齢入院患者の独立歩行を守る "DOPPO" リハビリ

1. DOPPOリハビリとは（図5）

　循環器病の患者に対して，疾病管理やリスク管理を行いながら，多職種による包括的アプローチを実践する心臓リハビリの考え方を発展的に応用した，独立歩行が危うくなった高齢の入院患者のためのリハビリ活動です。入院の契機となった原因疾患の種類を問いません。フレイルを伴った高齢の入院患者は症状を訴えなくても"隠れ心不全"をかかえている方がほとんどです。疾病管理とリスク管理をおろそかにはできません[11]。

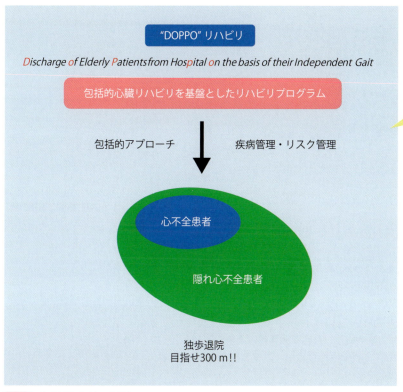

図5　DOPPOリハビリ

2. DOPPOリハビリのプログラム（図6）

　看護師が核となり，リハビリ，整形外科，循環器内科などの医師や，理学療法士（PT），作業療法士（OT），言語聴覚士（ST），さらには栄養士，薬剤師，医療相談員（MSW）からなるチームで運動療法をサポートします。運動内容は，家庭や施設でも実施可能な自分が支える体重を十分に活用したストレッチ体操，筋力やバランストレーニング，有酸素持久運動が主体です。

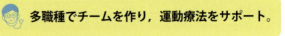

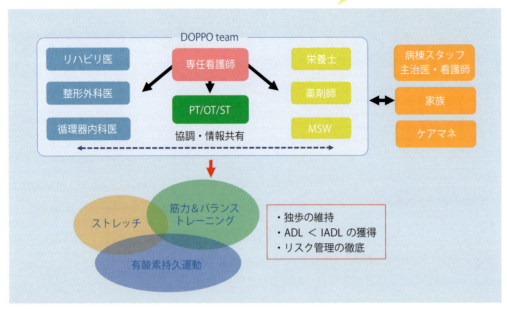

図6 DOPPO リハビリのプログラム

（小幡 裕明，和泉 徹）

文献

1) 日本循環器学会，日本心不全学会，日本胸部外科学会ほか：急性・慢性心不全診療ガイドライン（2017年改訂版）（http://www.j-circ.or.jp/guideline/pdf/JCS2017_tsutsui_h.pdf）
2) Bleumink GS, Knetsch AM, Sturkenboom MC, et al：Quantifying the heart failure epidemic：prevalence, incidence rate, lifetime risk and prognosis of heart failure The Rotterdam Study. Eur Heart J **25**：1614-1619, 2004
3) 和泉徹：新潟・佐渡における超高齢（傘寿者）を中心とした心不全診療の実情．日本学術会議 公開シンポジウム，心疾患の診療提供体制：循環器病対策基本法制定を受けて，かかりつけ医での診療・多職種介入・心臓リハビリテーションの定着に向けて，東京，2019
4) 日本心不全学会ガイドライン委員会（編）：高齢心不全患者の治療に関するステートメント（http://www.asas.or.jp/jhfs/pdf/Statement_HeartFailure1.pdf）
5) McNallan SM, Chamberlain AM, Gerber Y, et al：Measuring frailty in heart failure：a community perspective. Am Heart J **166**：768-774, 2013
6) Rodríguez-Pascual C, Paredes-Galán E, Ferrero-Martínez AI, et al：The frailty syndrome is associated with adverse health outcomes in very old patients with stable heart failure：A prospective study in six Spanish hospitals. Int J Cardiol **236**：296-303, 2017
7) Sze S, Zhang J, Pellicori P, et al：Prognostic value of simple frailty and malnutrition screening tools in patients with acute heart failure due to left ventricular systolic dysfunction. Clin Res Cardiol **106**：533-541, 2017
8) Kinugasa Y, Yamamoto K：The challenge of frailty and sarcopenia in heart failure with preserved ejection fraction. Heart **103**：184-189, 2017
9) Uchmanowicz I, Młynarska A, Lisiak M, et al：Heart failure and problems with frailty syndrome：Why it is time to care about frailty syndrome in heart failure. Card Fail Rev **5**：37-43, 2019
10) Xue QL, Bandeen-Roche K, Varadhan R, et al：Initial manifestations of frailty criteria and the development of frailty phenotype in the Women's Health and Aging Study II. J Gerontol A Biol Sci Med Sci **63**：984-990, 2008
11) Uehara A, Obata H, Watanabe H, et al：The baseline speed of 10-m gait predicts ambulatory discharge for hospitalized frail elderly after DOPPO rehabilitation. Int J Rehabil Res **41**：331-336, 2018

6 肥満とサルコペニア・フレイル

> **ココがポイント!** 65歳前後まで加齢とともにBMI (body mass index) は増加し，その後は減少するという報告があります。一方，高齢者になるとBMI高値における死亡のリスクが減少するというオベシティ・パラドックス (obesity paradox) の存在も報告されています。肥満はサルコペニア・フレイルに関連するのでしょうか？

I 肥満よりも低体重の死亡リスクが高い高齢者（図1）[1]

65～84歳の日本人高齢者13,280人を調査しました。標準体重者との比較で低体重者は多変量ハザード比（95％CI）が高値を示し，過体重者は低リスクであり，肥満者は標準体重者と差がありませんでした。

BMIが高齢者の体脂肪量を正確に反映しないことも少なくありません。疾患により体重が減少するケースもあり，また，肥満でも高齢まで生き残ったという生存効果（survival effect）の影響も考えられます。

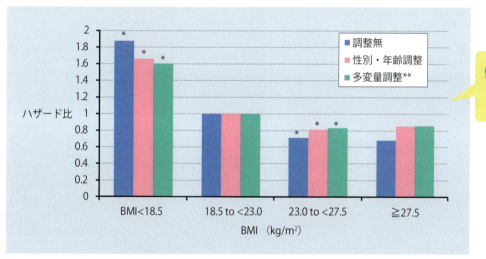

低体重者は95％CIが高値，過体重者は低リスク。

*：$p<0.05$ vs. 18.5 to <23.0
**：性別，年齢，喫煙状況，飲酒量，身体活動，高血圧，糖尿病で調整

図1 死亡リスクが高い高齢者
BMIの区分は世界保健機関（WHO）のアジア人評価基準を用いた。

（文献1より引用改変）

II 骨格筋量が多い高齢肥満者（図2）[2]

高齢肥満者の四肢の骨格筋量は多いことが示されました。しかし，年齢，身長，運動，痛み，うつ，および四肢骨格筋量を調整した筋力は，膝伸展筋力のみ肥満者が高値を示しましたが，握力および肘伸展筋力には他の群との差は認められませんでした。

肥満はインスリン抵抗性を招き，骨格筋量の減少も生じさせます。一方，インスリン分泌能が高い場合には高度肥満をきたしますが，骨格筋量は維持されることが多いです。ただし，骨格筋細胞の内外にも脂肪を取り込み，特に骨

格筋細胞内脂肪は骨格筋の質を低下させます．また，日本人は欧米人と比較し，インスリン分泌能が低く，軽度の肥満でも糖尿病になりやすい体質の方が多いので，日本人では骨格筋量の多い高度肥満高齢者は少数でしょう．

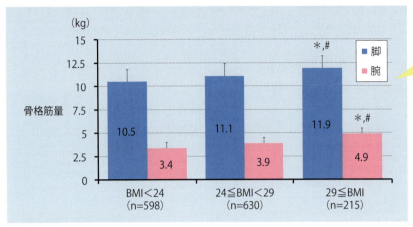

* : $p<0.001$ vs. BMI < 24
\# : $p<0.001$ vs. 24 ≦ BMI < 29

図2　骨格筋量が多い高齢肥満者
平均年齢 80.4 ± 3.9 歳のフランス人女性 1,443 名のデータ．DXA による測定のため，骨格筋量は筋細胞内脂肪と筋細胞外脂肪が含まれる．

（文献 2 より引用改変）

III 骨格筋合成・分解と肥満（図3）[3]

　骨格筋合成には，インスリン様成長因子 1（insulin-like growth factor-1：IGF-1）やテストステロンが関与します．骨格筋分解には，炎症性アディポカインが関与します．内臓脂肪型肥満は合成作用を減少させ，分解作用を亢進させるので骨格筋量は減少します．

　内臓脂肪は BMI と異なり，高齢になっても加齢とともに増加するという報告があります．内臓脂肪の増加とともに，加齢による骨格筋量減少は加速することになります．

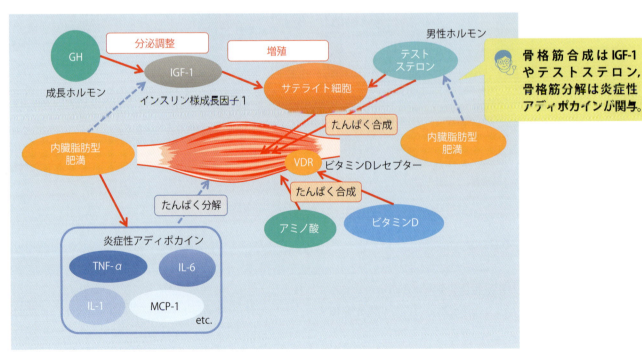

※実線は増強，破線は減弱を意味する．

図3　骨格筋量が多い高齢肥満者
炎症性アディポカインに内臓脂肪が関与しており，運動は内臓脂肪を減少させる．

（文献 3 より引用改変）

Ⅳ 加齢とともにメタボ対策からフレイル・サルコペニア対策（図4）[4]

　加齢とともに肥満から低体重へとリスクのシフトチェンジが生じています。高齢期の低体重はフレイル・サルコペニアにも関連します。

　メタボリックシンドローム（メタボ）は，基本的に成人期の概念です。メタボ対策・生活習慣病予防は成人期の死亡リスク軽減に重要ですが，75歳以上の後期高齢期には介護予防のためのフレイル・サルコペニア対策へと重点が移ります。65〜74歳の前期高齢者は個別対応が必要となりますが，食事量の低下，そして体重減少が認められる場合には，低栄養予防も必要となってきます。なお，運動・身体活動を維持することは全年代通じて有効です。

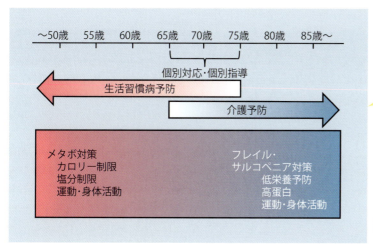

図4　メタボ対策からフレイル・サルコペニア対策
（文献4より引用改変）

65〜74歳は個別，75歳以上は介護予防のフレイル・サルコペニア対策が必要。

（石井 好二郎）

文献

1) Yamazaki K, Suzuki E, Yorifuji T, et al：Is there an obesity paradox in the Japanese elderly population? A community-based cohort study of 13 280 men and women. Geriatr Gerontol Int **17**：1257-1264, 2017
2) Rolland Y, Lauwers-Cances V, Pahor M, et al：Muscle strength in obese elderly women: effect of recreational physical activity in a cross-sectional study. Am J Clin Nutr **79**：552-557, 2004
3) 山田実：高齢者のサルコペニア改善のためには．静脈経腸栄養 **28**：1065-1068, 2013.
4) 葛谷雅文：高齢者における栄養管理，ギアチェンジの考え方（特集：過栄養と低栄養から読み解く高齢者の栄養管理）．医事新報 **4797**: 41-47, 2016

7 腎臓病とサルコペニア・フレイル

> **ココがポイント！** サルコペニア・フレイルと同様に，腎臓の機能は加齢により低下します。さらに高齢になると腎機能を悪化させる高血圧・糖尿病・肥満などを合併しやすいため，高齢者ではサルコペニア・フレイルと慢性腎臓病（chronic kidney disease：CKD）の併存を考慮した対策が必要です。なお，ここでは透析前の保存期CKD患者について述べます。

I CKD患者におけるサルコペニア・フレイルの進展

慢性腎臓病（chronic kidney disease：CKD）患者では，加齢に加えて，腎機能低下に伴うサルコペニア・フレイル進展の要因が多数あり，サルコペニアの合併が多いことがわかっています。またCKD患者がサルコペニアを合併した場合には生命予後の悪化につながります（図1）。

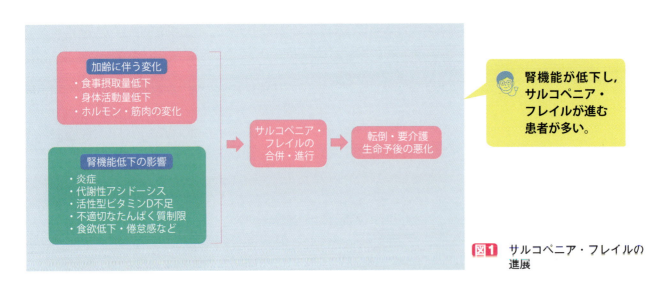

図1 サルコペニア・フレイルの進展

II CKDとサルコペニア・フレイル予防・改善のための運動療法と食事療法の比較

年齢や身体機能を考慮しながら，可能な範囲で運動療法を行うこと，また食事療法として十分量のエネルギーを摂取することは，CKDでも，サルコペニア・フレイルでも有用と考えられます。

一方で，たんぱく質摂取量については，腎臓を保護する点からは腎機能に応じた制限（0.6～1.0 g/kgBW/日）が推奨され，逆にサルコペニア・フレイルの予防には，十分量の摂取（少なくとも1.0 g/kgBW/日）が推奨されています（表1）[1〜4]。

Chapter Ⅱ サルコペニア・フレイル

予防・改善のための運動療法と食事療法の比較（CKD, サルコペニア・フレイル）

表1　予防・改善のための運動療法と食事療法の比較（CKD, サルコペニア・フレイル）

		CKD	サルコペニア・フレイル
運動療法		可能な範囲で（有酸素）運動を行う[1]	レジスタンス運動やバランストレーニング，機能的トレーニングなどを組み合わせる多因子運動プログラム[2]
食事療法	エネルギー量	25～35 kcal/kgBW/日[3]	適切な栄養摂取[4]
	たんぱく質量	eGFR 45～59 mL/min/1.73 ㎡未満：0.8～1.0 g/kgBW/日[3] eGFR 44 mL/min/1.73 ㎡以下：0.6～0.8 g/kgBW/日[3]	サルコペニア予防には 1.0 g/kgBW/日以上[4]

（文献1～4をもとに筆者作成）

Ⅲ　CKD患者のサルコペニア・フレイル予防・治療のためのたんぱく質摂取量の考え方

　現時点では，サルコペニア・フレイルを合併したCKD患者に対する運動療法・栄養療法の効果については検討が不十分です。よって，運動療法と十分なエネルギー摂取を行ったうえで，腎関連指標・サルコペニアや栄養指標から，個別にたんぱく質摂取量を考えることが重要です。

　腎機能，尿たんぱく量，腎機能悪化速度，末期腎不全の絶対リスクの評価により，末期腎不全リスクが高い場合や，腎不全・心血管疾患に伴う死亡リスクが高い場合は，たんぱく質制限の優先が考慮されます。

　逆にサルコペニア・フレイルの程度，身体機能・日常生活動作，栄養状態の評価により，サルコペニア・フレイルのリスクが高い場合や，サルコペニア・フレイルに伴う死亡リスクが高い場合は，たんぱく質制限の緩和が考慮されます（図2）。

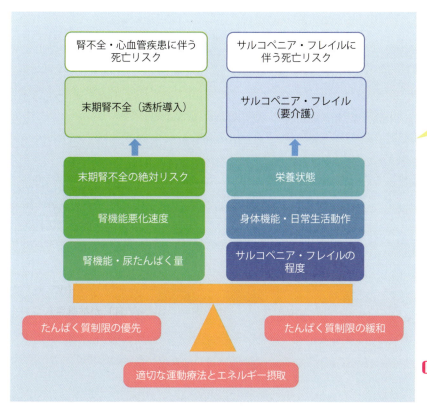

腎関連指標・サルコペニアや栄養指標などを考慮し，設定する。

図2　サルコペニア・フレイル予防・治療のためのたんぱく質摂取量の考え方

Ⅳ サルコペニアを合併したCKD患者の食事療法におけるたんぱく質の考え方と目安

運動療法と十分なエネルギー摂取を行ったうえで，たんぱく質制限を優先，あるいは緩和する場合における，摂取量の上限の目安です。患者ごとに総合的に評価して柔軟に変更することが重要で，上限を超えることを避けるものではありません（表2）[5]。

 あくまでも目安で，患者ごとに臨機応変に評価し決定。

表2 食事療法におけるたんぱく質の考え方と目安

CKDステージ（GFR）	たんぱく質（g/kg/BW/日）	サルコペニアを合併したCKDにおけるたんぱく質の考え方（上限の目安）
G1（GFR ≧ 90）	過剰な摂取は避ける	過剰な摂取は避ける（1.5 g/kgBW/日）
G2（GFR 60〜89）	過剰な摂取は避ける	過剰な摂取は避ける（1.5 g/kgBW/日）
G3a（GFR 45〜59）	0.8〜1.0	G3は，たんぱく質制限を緩和するCKDと，優先するCKDが混在する（緩和するCKD該当ステージ推奨量の上限）
G3b（GFR 30〜44）	0.6〜0.8	G3は，たんぱく質制限を緩和するCKDと，優先するCKDが混在する（緩和するCKD該当ステージ推奨量の上限）
G4（GFR 15〜29）	0.6〜0.8	たんぱく質制限を優先するが病態により緩和する（緩和する場合：0.8 g/kgBW/日）
G5（GFR <15）	0.6〜0.8	たんぱく質制限を優先するが病態により緩和する（緩和する場合：0.8 g/kgBW/日）

注）緩和するCKDは，GFRと尿たんぱく症だけではなく，腎機能低下速度や末期腎不全の絶対リスク，死亡リスクやサルコペニアの程度から総合的に判断する。

（文献5より引用改変）

（佐藤 弘恵，鈴木 芳樹）

文献

1) 日本腎臓リハビリテーション学会（編）：腎臓リハビリテーションガイドライン．100p，南江堂，東京，2018
2) 荒井秀典（編集主幹），長寿医療研究開発費事業（27-23）：要介護高齢者，フレイル高齢者，認知症高齢者に対する栄養療法，運動療法，薬物療法に関するガイドライン作成に向けた調査研究班（編）：フレイル診療ガイド2018年版．237p，ライフ・サイエンス，東京，2018
3) 日本腎臓学会（編）：慢性腎臓病に対する食事療法基準2014年版．48p．東京医学社，東京，2014
4) サルコペニア診療ガイドライン作成委員会（編）：サルコペニア診療ガイドライン2017年版．82p．ライフサイエンス出版，東京，2017
5) サルコペニア・フレイルを合併したCKDの食事療法検討WG：日本腎臓学会，サルコペニア・フレイルを合併した保存期CKDの食事療法の提言．日腎会誌 **61**：525-556，2019

8 オーラルフレイル

> **ココがポイント！** オーラルフレイルは，高齢者の身体の衰えの1つとして口腔に現れる，滑舌低下，食べこぼし，わずかなむせ，噛めない食品が増える，などの些細な種々の症状を示します。これらの症状を早めにとらえることで，口腔の健康維持に努め，摂食嚥下機能を維持して安全な食生活を営めるよう指導します。

I オーラルフレイルと口腔機能低下症

　オーラルフレイルの概念を提唱した日本老年歯科医学会によりますと，オーラルフレイルを社会に広めることで，地域保健事業や介護予防事業によって高齢者の健康な口腔機能が維持されることを期待しています[1]。これに対し，検査をもとに口腔機能の原因を精査して，個々への対応を図ろうとするのが口腔機能低下症の考え方です（図1）。口腔機能低下症の検査は7項目から構成されています（図2）。これらの検査のうち，3項目以上に低下が認められれば，口腔機能低下症と診断してそれぞれの症状に応じた治療が行われます[1]。

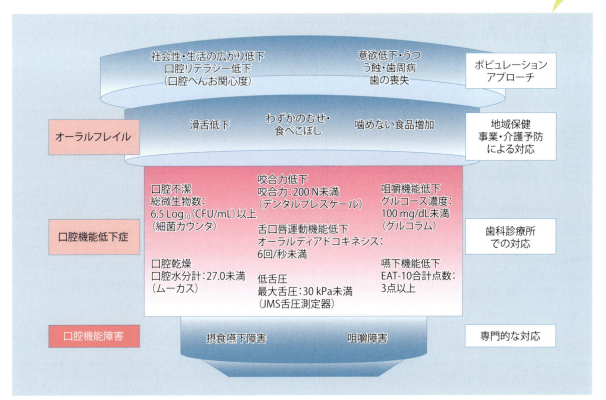

図1 老化による口腔機能低下
　加齢に伴う口腔機能の変化を定量的に評価して口腔機能低下症の診断基準とする。

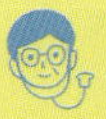

検査項目は7つから構成。

口腔機能精密検査 記録用紙

ID：＿＿＿＿＿＿　　患者氏名＿＿＿＿＿＿＿

検査日：＿＿＿＿＿　　　　　　担当歯科医師：＿＿＿＿＿＿

下位症状	検査項目	該当基準	検査値	該当
① 口腔衛生状態不良	舌苔の付着程度	50％以上	％	□
② 口腔乾燥	口腔粘膜湿潤度	27未満		□
	唾液量	2 g/2分以下		
③ 咬合力低下	咬合力検査	200 N未満（プレスケール） 500 N未満（プレスケールⅡ）	N	□
	残存歯数	19本以下	本	
④ 舌口唇運動機能低下	オーラルディアドコキネシス	どれか1つでも，6回/秒未満	/pa/　回/秒 /ta/　回/秒 /ka/　回/秒	□
⑤ 低舌圧	舌圧検査	30 kPa未満	kPa	□
⑥ 咀嚼機能低下	咀嚼能力検査	100 mg/dL未満	mg/dL	□
	咀嚼能力スコア法	スコア0，1，2		
⑦ 嚥下機能低下	嚥下スクリーニング検査（EAT-10）	3点以上	点	□
	自記式質問票（聖隷式嚥下質問紙）	3項目以上該当	項目	

該当項目が3項目以上で「口腔機能低下症」と診断する。該当項目数：＿

図2 口腔機能低下症の検査項目
②，③，⑥は上下いずれかの方法を選択する。歯科疾患管理料の口腔機能管理加算の算定にはいずれか1つ以上の機器検査を実施し，機能低下（3検査項目のうち1つ以上かつ7評価項目中計3項目以上）に該当することが必要。

II 口腔機能低下症と摂食嚥下障害

2018（平成 30）年度に口腔機能低下症が保険収載されたことで，オーラルフレイル予防に対する啓蒙啓発への期待が高まる一方，その問題も少なくありません。そこには解決されるべき 3 つの課題があります。

1．基準値の設定

口腔機能低下症では各検査の基準値を設けています。これらの値を診断基準とした背景は，急性期病院の入院患者の低栄養をアウトカムとしたことです。すなわち，今後問題となるだろうフレイル患者にもたらされる症状をもとに構築された検査項目や基準値ではありません。

2．口腔機能低下症の治療指針

口腔機能低下症と診断された患者に対して，どのような治療を行うかについてのガイドラインがありません。機能低下に対して何を行うかという統一した治療の指針をもたないことは現場の混乱を招く恐れがあります。

3．口腔機能低下症の嚥下障害への関与

口腔機能低下症は，やがて摂食嚥下障害や咀嚼障害などの重篤な疾患につながるとされています[1]。口腔機能が摂食嚥下機能の一角をなすことは明白ですが，口腔機能の低下が摂食嚥下障害に直接結びつく，つまり，口腔機能低下症は摂食嚥下障害の前駆症状であるという考え方には異論も少なくありません。食という観点で，高齢者の生活の質（quality of life：QOL）を守るために必要な口腔機能と摂食嚥下障害を混乱して使用している恐れがあります。

以上の問題をはらむものの，高齢者に歯科治療の必要性を再認識してもらう，認知症の患者や寝たきりの患者に敬遠される歯科治療を積極的に行うことの意義を啓蒙するという意味でも，他職種の医療従事者や高齢者にオーラルフレイルと口腔機能低下症を広く知ってもらうことは重要であると考えます。

III 高齢者の摂食嚥下障害

高齢者の摂食嚥下機能の変化を 表1 に示します。摂食嚥下障害は，さまざまな疾患をきっかけとして起きるものです。とりわけその原因疾患の経過が長い，もしくは経緯が不明な高齢者の場合には，病因や病態が複雑となり，既存の検査のみでは明らかにできないことも少なくありません。

 機能維持し，いかに安全な食生活を送れるかがポイント。

表1 高齢者の摂食嚥下機能の変化

口腔	① 咬合力・咀嚼力低下	② 唾液分泌能低下（刺激唾液）	③ 味覚機能低下	・咬合力・咀嚼力低下 ・唾液分泌能低下（刺激唾液） ・味覚機能低下
嚥下	① 嚥下反射・咳嗽反射惹起遅延	② 嚥下筋の筋力・緊張低下	③ 嚥下と呼吸の協調性低下	・嚥下反射・咳嗽反射惹起遅延 ・嚥下筋の筋力・緊張低下 ・嚥下と呼吸の協調性低下
その他	① 認知機能の低下に伴う機能障害	② 薬物使用の副作用		・認知機能低下に伴う機能障害 ・薬物使用の副作用

高齢者の摂食嚥下障害は必ずしも治すものではないことが多く，呼吸器感染症，低栄養などの合併症を予防しながら，いかに機能を維持するか，さらに安全な食生活を送ることができるかを念頭に置きます。

Ⅳ 高齢者の摂食嚥下障害への対処

　高齢者に対する摂食嚥下リハビリテーションの一般的な介入内容を 表2 に示します。口腔の衛生状態は誤嚥性肺炎との関連が強いことから，徹底した口腔ケアは必須です。さらに咀嚼，および咀嚼に伴う唾液分泌を，必要な歯科治療によって十分に引き出すことが期待できます。

　治療的アプローチとしての訓練については，主として顎口腔顔面をターゲットとして筋力負荷訓練をはじめとしたさまざまな手技が提案されているものの，対象者の認知機能や身体機能の予備能力を考えると積極的な介入は難しくなります。一方，高齢者へのアプローチとして最も一般的に行われるのは，代償法的アプローチです。これには姿勢や肢位の調整，食形態の工夫，食事介助などが含まれます。その際，必要に応じて嚥下内視鏡検査を行うことは，病態の把握のみならず，これらの現状の食環境が適切かどうかを把握して，本人や家族へのフィードバックを行ううえでも効果があります。

　経口による十分な栄養摂取が難しい場合には，栄養補助食品などを加えることを考慮します。とりわけ高齢者では，低栄養により引き起こされる全身のサルコペニアが摂食嚥下障害の原因となることが明らかにされています[2]。摂食嚥下障害が疾患に基づくものか，低栄養を伴うサルコペニアによってもたらされたものかを判断することは難しいですが，少なくとも栄養状態を考慮することは必須です。

 誤嚥性肺炎との関連性が強く，徹底した口腔ケアは必須。

表2 高齢者の摂食嚥下リハビリテーション

項目	内容・目的	解説
口腔ケア	口腔衛生状態改善	口腔や咽頭内の細菌を可及的に除去して肺炎予防につながるほか，鋭敏な感覚をもつ口腔への刺激そのものが覚醒や嚥下反射促進も期待できる
歯科治療	咀嚼機能の改善	咀嚼機能を引き出し，食形態の改善を目指す
間接訓練	食品を用いない訓練	誤嚥の危険が高く直接訓練を行うことのできない場合や経口摂取をしている場合でも行うことができるが，患者の協力が不可欠，十分なエビデンスをもたない内容のものがある，訓練内容そのものが退屈で継続に難渋するなどの問題がある
直接訓練	食品を用いる訓練	姿勢の調整，複数回嚥下や交互嚥下などといった代償的手段を用いて誤嚥を防止する手段を探る
食形態の評価	食事内容の決定・変更	患者の摂食嚥下機能に応じて決定される。硬さ，凝集性，付着性，とろみ，ばらつきなどといった食品物性条件の評価を行う。提供された食事や摂取量が十分な栄養となるかどうかを確認して，必要であれば栄養摂取方法の検討も行う
食事介助評価	食事介助の決定・変更	食事場所，姿勢，一口量，咀嚼や嚥下時のむせなどの有害事象の有無，摂取ペース，食事時の疲労具合などを確認する

V 最後に

　高齢者の摂食嚥下障害を食べることの問題ととらえ，まずはフレイルや障害を治すのか，機能を維持するのかについて考えます。

　そして，障害そのものの治療的対応のみではなく，姿勢，食事の仕方，食物の種類，補助的な栄養法，歯科治療などにも配慮し，安全に，楽しい食生活を営めるよう考えます。

（井上　誠）

文献

1) 水口俊介，津賀一弘，池邉一典ほか：高齢期における口腔機能低下．学会見解論文 2016 年度版．老年歯医 **31**：81-99, 2016
2) Fujishima I, Fujiu-Kurachi M, Arai H, et al：Sarcopenia and dysphagia：Position paper by four professional organizations. Geriatr Gerontol Int **19**：91-97, 2019

本書に対するご意見，ご感想を，当社ホームページまでお寄せください。
➡ http://clinica-pub.com/

9 栄養による予防 —リハビリテーション栄養

> **ココが ポイント！**
> サルコペニア・フレイルの原因の1つは，低栄養です。そのため，サルコペニア・フレイルの予防と治療には，栄養管理とリハビリテーション栄養が重要です。サルコペニア・フレイルの原因は，医原性のものと医原性ではないものに分類されます。医原性ではない場合には，栄養教育，栄養補助食品，体重1kgあたり1g以上のたんぱく質摂取が有用です。医原性の場合には，入院後2日以内に適切な評価を行い，とりあえず安静，禁食，水電解質輸液を避けることが重要です。全身のサルコペニアが悪化すると，サルコペニアの摂食嚥下障害も生じます。そのため，低栄養予防が摂食嚥下障害の予防にも有用です。

I 導入

サルコペニア・フレイルの原因の1つは，低栄養です。低栄養は，医原性ではない低栄養と医原性低栄養に分類できます。医原性ではない低栄養には，「サルコペニア診療ガイドライン2017年版」，医原性低栄養にはリハビリテーション（リハ）栄養が有用です。

最初に妥当性の検証された栄養スクリーニングツールで，低栄養のリスクありと判定します。次に，表1の表現型と原因がそれぞれ1項目以上，該当する場合に低栄養と診断します[1]。この低栄養予防が，サルコペニア・フレイル予防につながります。

それぞれ1項目以上。

表1 低栄養のGLIM診断基準

現症（phenotype）	病因（etiology）
① 体重減少 過去6カ月間で5％以上の体重減少，もしくは過去6カ月間以上の期間で10％以上の体重減少	① 食事摂取量か同化の減少 エネルギー必要量の50％以下の摂取量が1週間以上持続，何らかのエネルギー摂取量減少が2週間以上持続，同化減少や吸収不良となる慢性的な消化管の状況
② 低BMI アジア人の場合，BMI 18.5 kg/m² 未満。70歳以上の場合には，BMI 20 kg/m² 未満	② 炎症（急性炎症・外傷もしくは慢性炎症） ・急性炎症・外傷は，急性感染症，手術，外傷，骨折，熱傷などで生じる ・慢性炎症は悪液質とほぼ同義であり，がん，慢性心不全，慢性腎不全，慢性呼吸不全，慢性肝不全といった慢性臓器不全，関節リウマチなどの自己免疫疾患，慢性感染症などで生じる
③ 筋肉量低下 妥当性の検証された体組成計で評価。体組成計がない場合には，下腿周囲長などで評価してもよい。たとえば，下腿周囲長が地域在宅高齢者であれば，男性34 cm未満，女性33 cm未満	

（文献1より一部引用改変）

II 予防・治療

栄養教育，栄養補助食による単独介入が弱く推奨されています（表2）[2]。一方，運動療法と栄養補助製品との併用療法は強く推奨されています。そのため，栄養療法単独ではなく，運動療法と併用するべきといえます。

Chapter II サルコペニア・フレイル

表2 フレイル診療ガイド2018年版（栄養の内容）

クリニカルクエスチョン14：フレイルと栄養（素）・食事との関係はあるのか？
・栄養状態はフレイルと関連がある（エビデンスレベル：E-2・症例対照研究・横断研究）
・微量栄養素，特に血清ビタミンD低値はフレイルのリスクとなる（エビデンスレベル：E-1b・コホート研究）
・地中海食をはじめ，バランスの取れた良質な食事はフレイルを予防する可能性がある（エビデンスレベル：E-1b・コホート研究，推奨レベル：B・弱い推奨）
クリニカルクエスチョン15：フレイルに対する栄養介入の効果はあるのか？
・栄養教育，栄養補助食による単独介入の効果は弱く推奨する（エビデンスレベル：1・質の高いものを除いたランダム化比較試験およびそれらのメタ解析・系統的レビュー，推奨レベル：B・弱い推奨）
・運動療法と栄養補助製品との併用療法は推奨する（エビデンスレベル：1＋・質の高いランダム化比較試験およびそれらのメタ解析・系統的レビュー，推奨レベル：A・強い推奨）

（文献2より引用）

 栄養教育，栄養補助食による単独介入が弱く推奨。

サルコペニア予防には，適正体重1kgあたり1.0g以上のたんぱく質摂取が重要です（**表3**）[3]。ただし，エネルギー摂取も充足していることがサルコペニア予防の前提となります。

表3 サルコペニア診療ガイドライン2017年版（栄養の内容）

クリニカルクエスチョン：栄養・食事がサルコペニア発症を予防・抑制できるか？
・適切な栄養摂取，特に1日に（適正体重）1kgあたり1.0g以上のたんぱく質摂取はサルコペニアの発症予防に有効である可能性があり，推奨する（エビデンスレベル：低，推奨レベル：強）
クリニカルクエスチョン：栄養療法はサルコペニアの治療法として有効か？
・サルコペニアを有する人への必須アミノ酸を中心とする栄養介入は，膝伸展筋力の改善効果があり，推奨される。しかしながら，長期的アウトカム改善効果は明らかではない（エビデンスレベル：非常に低，推奨レベル：弱）
クリニカルクエスチョン：複数の治療法の組み合わせはサルコペニアの治療法として有効か？
・サルコペニアを有する人へのレジスタンストレーニングを含む包括的運動介入と栄養療法による介入は，単独介入に比べサルコペニアの改善に有効であり，推奨される。しかしながら，長期的アウトカム改善効果は明らかではない（エビデンスレベル：非常に低，推奨レベル：弱）

（文献3より引用）

 サルコペニア予防には，1.0g以上のたんぱく質摂取が重要である。

III 目標量

目標量は，主な生活習慣病やフレイルの発症予防を目的とする場合に満たすべき量です（**表4**）[4]。フレイル対策として，特定のたんぱく質や特定のアミノ酸，特定の食品を勧める十分な根拠は得られていません。

 生活習慣病やフレイルの発症予防を目的とする。

表4 日本人の食事摂取基準2020年版（たんぱく質の目標量）

性	男性			女性		
身体活動レベル	I（低い）*	II（ふつう）**	III（高い）***	I（低い）*	II（ふつう）**	III（高い）***
18～29歳	75～115	86～133	99～153	57～88	65～100	75～115
30～49歳	75～115	88～135	99～153	57～88	67～103	76～118
50～64歳	77～110	91～130	103～148	58～83	68～98	79～113
65～74歳	77～103	90～120	103～138	58～83	69～93	79～105
75歳以上	68～90	79～105	—	53～70	62～83	—

*：生活の大部分が座位で，静的な活動が中心の場合
**：座位中心の仕事だが，職場内での移動や立位での作業・接客等，通勤・買い物での歩行，家事，軽いスポーツ，のいずれかを含む場合
***：移動や立位の多い仕事への従事者，あるいは，スポーツ等余暇における活発な運動習慣をもっている場合

（文献4より引用）

Ⅳ 医原性サルコペニア

　医原性サルコペニアとは，① 病院での不適切な安静や禁食が原因の活動によるサルコペニア，② 病院での不適切な栄養管理が原因の栄養によるサルコペニア，③ 医原性疾患によるサルコペニアのことです（表5）[5,6]。

 不適切な安静や禁食，栄養管理，医原性疾患が原因。

表5 医原性サルコペニアと医原性ではないサルコペニア

原因	医原性サルコペニア	医原性ではないサルコペニア
加齢	なし	すべての加齢によるサルコペニア
活動	病院や施設での不必要なベッド上安静や禁食	閉じこもりがちな生活
		治療上必要なベッド上安静や禁食
栄養	病院や施設での不適切な栄養管理	不十分なたんぱく質摂取
	医原性の消化器疾患	医原性ではない消化器疾患
	薬剤有害事象による食思不振	加齢や疾患が原因の食思不振
疾患	医原性疾患	医原性ではない疾患
	薬剤有害事象	治療上必要な手術

Ⅴ 医原性フレイル

　医原性フレイルの原因には，医原性低栄養，医原性サルコペニア，薬剤性が含まれます（表6）。早期離床，早期経口摂取，早期からの適切な栄養管理が，医原性サルコペニアや医原性フレイルの予防に重要です。

 医原性低栄養，医原性サルコペニア，薬剤性が原因。

表6 医原性フレイルと医原性ではないフレイル

原因	医原性ではないフレイル	医原性フレイル
身体活動量低下	加齢によるもの	病院での「とりあえず安静・禁食」によるもの
食事摂取量低下と低栄養	加齢によるもの	病院での「とりあえず禁食・水電解質輸液のみの点滴」によるもの
サルコペニア	医原性ではないサルコペニア	医原性サルコペニア
ポリファーマシーと薬剤，有害事象	ー	薬剤性フレイルはすべて医原性

Ⅵ リハビリテーション栄養（図1）[5]

　リハビリテーション栄養とは，国際生活機能分類による全人的評価と栄養障害・サルコペニア・栄養素摂取の過不足の有無と原因の評価，診断，ゴール設定を行ったうえで，障害者やフレイル高齢者の栄養状態・サルコペニア・栄養素摂取・フレイルを改善し，機能・活動・参加，QOL を最大限高める「リハからみた栄養管理」や「栄養からみたリハ」のことをいいます[5,6]。

Chapter Ⅱ　サルコペニア・フレイル

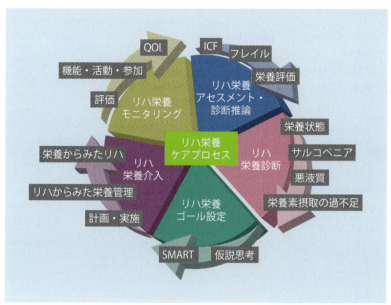

機能・活動・参加, QOLを最大限高める「リハからみた栄養管理」や「栄養からみたリハ」。

図1　リハビリテーション栄養ケアプロセス
（文献5より引用）

Ⅶ　サルコペニアの摂食嚥下障害（図2）[7]

　サルコペニアの摂食嚥下障害とは，全身および嚥下関連筋の筋肉量減少，筋力低下による摂食嚥下障害です[7,8]。診断には，フローチャートが有用であり，リハ栄養による全身のサルコペニア・フレイル予防が，摂食嚥下障害の予防につながります。

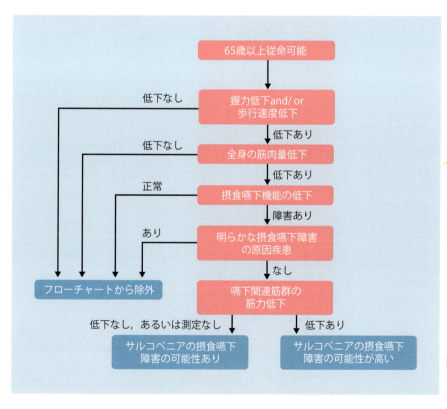

全身および嚥下関連筋の筋肉量減少，筋力低下による摂食嚥下障害。

図2　サルコペニアの摂食嚥下障害診断フローチャート
（文献7より引用）

（若林　秀隆）

文献

1) Cederholm T, Jensen GL, Correia MITD；GLIM Core Leadership Committee；GLIM Working Group, et al：GLIM criteria for the diagnosis of malnutrition - A consensus report from the global clinical nutrition community. Clin Nutr **38**：1-9, 2019
2) 荒井秀典（編集主幹）：フレイル診療ガイド2018年版［編：長寿医療研究開発費事業（27-23）：要介護高齢者，フレイル高齢者，認知症高齢者に対する栄養療法，運動療法，薬物療法に関するガイドライン作成に向けた調査研究班］. 237p, ライフ・サイエンス，東京，2018
3) サルコペニア診療ガイドライン作成委員会（編）：サルコペニア診療ガイドライン2017年版. 82p, ライフサイエンス出版, 東京, 2017
4) 厚生労働省：第6回「日本人の食事摂取基準（2020年版）」策定検討会 資料（https://www.mhlw.go.jp/stf/shingi2/0000209592_00004.html）
5) Wakabayashi H：Rehabilitation nutrition in general and family medicine. J Gen Fam Med **18**：153-154, 2017
6) Nagano A, Nishioka S, Wakabayashi H：Rehabilitation nutrition for iatrogenic sarcopenia and sarcopenic dysphagia. J Nutr Health Aging **23**：256-265, 2019
7) Mori T, Fujishima I, Wakabayashi H, et al：Development, reliability, and validity of a diagnostic algorithm for sarcopenic dysphagia. JCSM Clin Rep **2**：e00017, 2017
8) Fujishima I, Fujiu-Kurachi M, Arai H, et al：Sarcopenia and dysphagia：Position paper by four professional organizations. Geriatr Gerontol Int **19**：91-97, 2019

10 運動療法による予防

> **ココがポイント！** フレイルやサルコペニアに対する予防や治療として運動は欠かすことができません。フレイルやサルコペニアの高齢者に対してはレジスタンストレーニングを主体とした運動療法が推奨されます。

I アジア太平洋のフレイル管理の診療ガイドライン

アジア太平洋のフレイル管理の診療ガイドライン[1]では，「フレイル高齢者にはレジスタンス運動の要素を含む漸進的で個別的な身体活動プログラムを適用する」ことが強く推奨されています（表1）[1]。

> フレイル高齢者に身体活動プログラムの適用が推奨されている。

表1 アジア太平洋のフレイル管理の診療ガイドライン

	フレイル管理の診療ガイドライン
強い推奨	① 妥当性が検証されたツールでフレイルを診断する ② フレイル高齢者にはレジスタンス運動の要素を含む漸進的で個別的な身体活動プログラムを適用する ③ 不適切または不要な薬物を減少または中止することでポリファーマシーに対処する
条件つきの推奨	① フレイル高齢者には易疲労感の原因をスクリーニングする ② 意図しない体重減少を呈したフレイル高齢者には可逆性のある原因をスクリーニングして，食品強化／たんぱく質エネルギー補給を考慮する ③ ビタミンD欠乏を呈したフレイル高齢者にビタミンDを提供する
推奨なし	① フレイル高齢者に対して個別的な支援や教育計画の提供を行う

（文献1より引用改変）

II サルコペニアに対する予防・治療のガイドライン

サルコペニア診療ガイドライン2017年度版[2]では，エビデンスレベルは非常に低い～低いながら運動療法はサルコペニアの発症予防や治療として推奨されています（表2）。

> サルコペニアの予防に運動療法が推奨されている。

表2 サルコペニアに対する予防・治療のガイドライン

運動	CQ 運動がサルコペニア発症を予防・抑制できるか？ 【ステートメント】運動習慣ならびに豊富な身体活動量はサルコペニアの発症を予防する可能性があり，運動ならびに活動的な生活を推奨する（エビデンスレベル：低，推奨レベル：強） CQ 運動療法はサルコペニアの治療法として有効か？ 【ステートメント】サルコペニアを有する人への運動介入は，四肢骨格筋量，膝伸展筋力，通常歩行速度，最大歩行速度の改善効果あり，推奨される（エビデンスレベル：非常に低，推奨レベル：弱）
運動＋栄養	CQ 複数の治療法の組み合わせはサルコペニアの治療法として有効か？ 【ステートメント】サルコペニアを有する人へのレジスタンストレーニングを含む包括的運動介入と栄養療法による複合介入は，単独介入に比べサルコペニアの改善に有効であり，推奨される。しかしながら，長期的アウトカム改善効果は明らかではない。（エビデンスレベル：低，推奨レベル：強）

（文献2より引用改変）

III サルコペニア地域在住高齢女性に対する3カ月間の骨格筋量の改善効果

　サルコペニアの地域高齢者を対象にしたランダム化介入試験[3]では，運動療法は単独でも栄養療法や健康教育との併用でも，骨格筋量の改善に有効です（図1）。

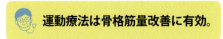
運動療法は骨格筋量改善に有効。

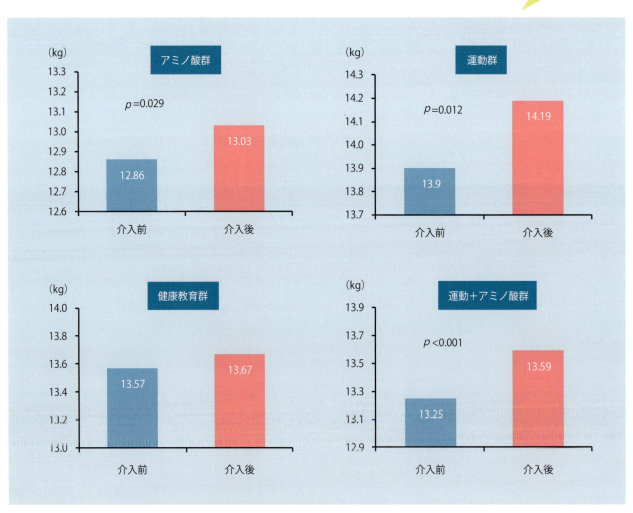

図1　サルコペニア地域在住高齢女性に対する3カ月間の骨格筋量の改善効果

（文献3より引用改変）

Chapter II　サルコペニア・フレイル

IV　起立着席運動

　起立着席運動は低負荷レジスタンス運動の1つであり，リハビリテーションにおけるサルコペニアや日常生活動作の改善効果が示されています[4]。1動作をゆっくり4秒前後で，100回程度を目標とします（図2）。

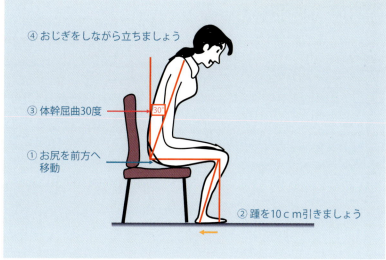

図2　起立着席運動

（文献4より引用改変）

（吉村 芳弘）

文献

1) Dent E, Lien C, Lim WS, et al：The Asia-Pacific Clinical Practice Guidelines for the Management of Frailty. J Am Med Dir Assoc **18**：564-575, 2017
2) サルコペニア診療ガイドライン作成委員会（編）：サルコペニア診療ガイドライン2017. 82p, ライフサイエンス出版，東京，2017
3) Kim HK, Suzuki T, Saito K, et al：Effects of exercise and amino acid supplementation on body composition and physical function in community-dwelling elderly Japanese sarcopenic women：a randomized controlled trial. J Am Geriatr Soc **60**, 16-23, 2012
4) 長野文彦，吉村芳弘，備瀬隆広ほか：起立着席運動は脳卒中の回復期患者の機能的予後を改善する．日サルコペニア・フレイル会誌 **3**：92-98, 2019

Chapter III
ロコモティブシンドローム
ー運動器障害と治療・予防

1. ロコモティブシンドロームの概念から予防と対策の取り組み
2. ロコモティブシンドロームの評価
3. 運動器障害と介入による効果 ―腰部脊柱管狭窄症を中心に
4. がんとロコモティブシンドローム（がんロコモ）

1 ロコモティブシンドロームの概念から予防と対策の取り組み

> **ココがポイント！**
> ロコモティブシンドローム（ロコモ）は高齢になると運動器の複数の疾患が連鎖複合して移動機能の低下をきたす事実をもとに，高齢者の運動器障害を俯瞰するための概念です．介護が必要となる原因として運動器障害は1/4を占めるので，ロコモ予防を行うことで高齢になって移動機能低下のために介護が必要となる事態を予防できます．さらに，高齢になる前から移動機能低下に気づきその対策を行うことで，健康上の理由で日常生活に支障をきたす事態を減少させ，健康寿命を延伸できます．

I ロコモの概念と意義

ロコモ（ロコモティブシンドローム）は，2007年日本整形外科学会（以下，日整会）が提唱した概念・言葉です．2013年から「ロコモティブシンドロームとは運動器の障害のため，移動機能の低下をきたした状態で，進行すると介護が必要となるリスクが高まるもの」としています．

1．ロコモの構成概念（図1）[1]

運動器に高齢者でのcommon disease（よくある疾患）が起こると，それらが連鎖，複合して運動器の痛みや機能低下をきたし，またそれらが運動器疾患をさらに悪化させることで，移動機能低下に進展し，さらに悪化すると最後には介護状態に至ります．

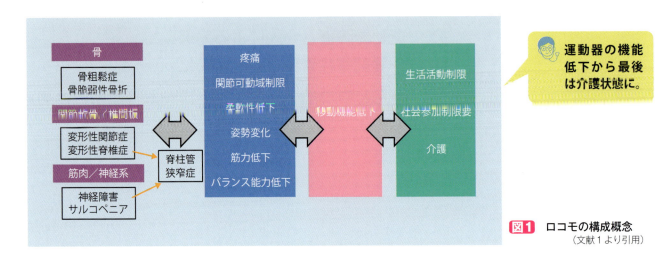

運動器の機能低下から最後は介護状態に．

図1 ロコモの構成概念
（文献1より引用）

2．ロコモの構成疾患の有病者数（図2）[2〜5]

ロコモを構成する疾患の有病率は高く，common diseaseの推定有病者数は非常に多いです．一方，サルコペニアの有病者数は臨床で遭遇する筋力低下の患者よりはるかに少なく感じられ，基準がかなり重度であり，運動器の疾病・外傷や神経源性の筋力低下を含まないためだと推測します．

Chapter Ⅲ ロコモティブシンドローム
―運動器障害と治療・予防

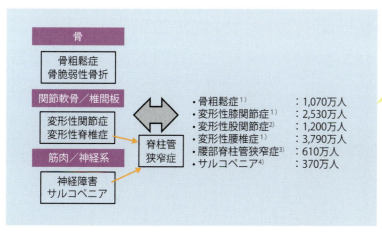

図2 ロコモの構成疾患の有病者数
（文献2～5より引用改変）

サルコペニアは現在の基準によれば有痛者は少ない。

3．介護が必要となった主な原因（図3）[6]

　2016年の国民生活基礎調査による介護が必要となった原因です．運動器疾患である，骨折・転倒，関節疾患，頸髄損傷を合計すると約25％となり，介護の予防にはロコモ対策が必要であることがわかります．

介護の予防にはロコモ対策が必要。

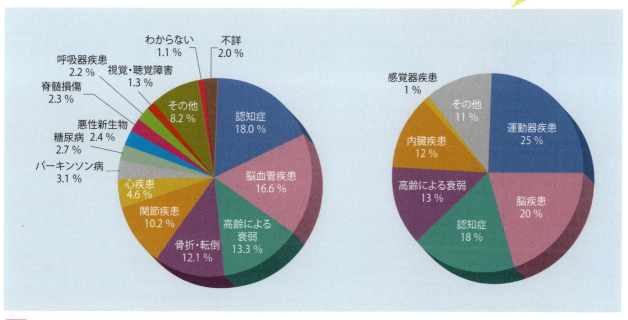

図3　介護が必要となった主な原因

（文献6より引用改変）

4. 要介護者とロコモ推定該当者の比較（図4）⁶⁾

2016（平成28）年の要介護者は610万人で，運動器疾患が原因の要介護者は152万人です。これとロコモ度テストを用いたロコモの推定該当者をその面積で比較しました。ロコモの対象者の多さがわかります。

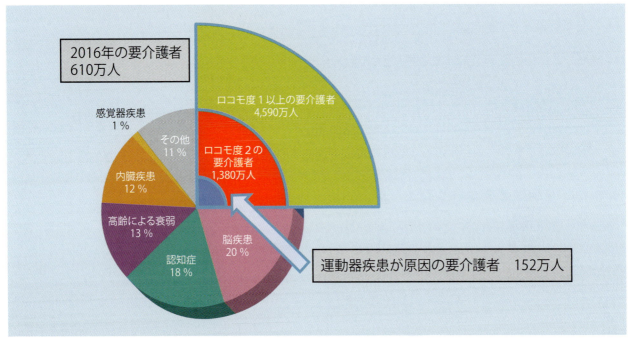

図4　運動器が原因の要介護者とロコモ推定該当者の比較

（文献6より引用改変）

Ⅱ ロコモの対処法

対処法は図1に立ち返ることで理解できます。運動器疾患があればその治療が必要で，それが進行すれば手術療法もまたロコモへの対処法です。また運動器の疼痛にはその薬物療法，運動器の機能低下についてはトレーニングが必要です。

1. ロコトレその1（図5）⁷⁾

開眼片脚起立は，バランスという体力の測定法そのものでもあります。転倒に注意しつつ行うように指導します。65歳未満では男女とも関連片脚起立時間は1分以上なので，1分を目標に行います。

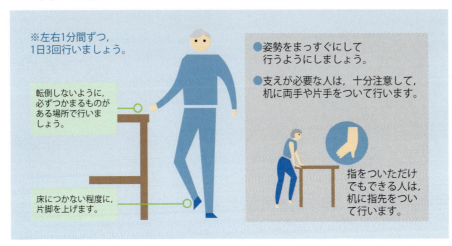
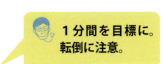

図5　バランス能力をつけるロコトレ（片脚立ち）

（文献7より引用改変）

Chapter III ロコモティブシンドローム —運動器障害と治療・予防

2. ロコトレその2（図6）[7]

サルコペニアは，大人になると日ごろ使わない体幹・殿部・大腿の大きな筋肉で顕著になります。スクワットではそのどれもが鍛えられます。一度に行うのは5〜6回と短時間とし，1日3回以上の高頻度で行うことが望ましいです。

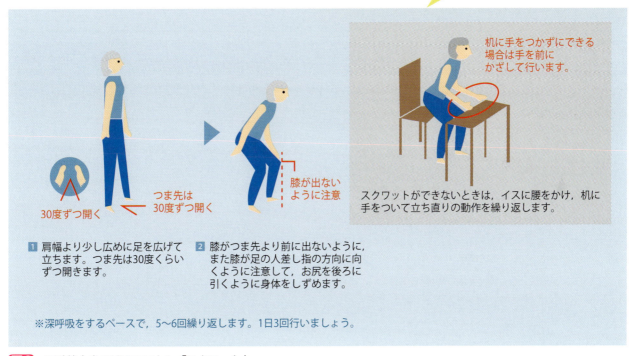

図6　下肢筋力をつけるロコトレ「スクワット」

（文献7より引用改変）

（大江 隆史）

文献

1) 大江隆史：超高齢社会に立ち向かう運動器科学の立ち位置としてのロコモティブシンドローム．総合健診 **44**：349-359, 2017
2) Yoshimura N, Muraki S, Oka H, et al：Prevalence of knee osteoarthritis, lumbar spondylosis, and osteoporosis in Japanese men and women: the research on osteoarthritis/osteoporosis against disability study. J Bone Miner Metab **27**：620-628, 2009
3) Yoshimura N, Muraki S, Nakamura K, et al：Epidemiology of the locomotive syndrome：The research on osteoarthritis/osteoporosis against disability study 2005-2015. Mod Rheumatol **27**：1-7, 2017
4) Ishimoto Y, Yoshimura N, Muraki S, et al：Prevalence of symptomatic lumbar spinal stenosis and its association with physical performance in a population-based cohort in Japan：the Wakayama Spine Study. Osteoarthritis Cartilage **20**：1103-1108, 2012
5) Yoshimura N, Muraki S, Oka H, et al：Is osteoporosis a predictor for future sarcopenia or vice versa? Four-year observations between the second and third ROAD study surveys. Osteoporos Int **28**：189-199, 2017
6) 厚生労働省：平成28年国民生活基礎調査（https://www.mhlw.go.jp/toukei/saikin/hw/k-tyosa/k-tyosa16/index.html）
7) ロコモONLINE（日本整形外科学会公式ロコモティブシンドローム予防啓発公式サイト）：ロコモパンフレット2015年度版：ロコモティブシンドローム（https://locomo-joa.jp/news/upload_images/locomo_pf2015.pdf）

2 ロコモティブシンドロームの評価

> **ココがポイント！** ロコモティブシンドローム（ロコモ）は骨や関節，筋肉など運動器の衰えが原因で，「立つ」，「歩く」といった機能（移動機能）が低下している状態を指し，要介護の予防を目標として提唱された症候群です．ロコモ評価にはロコモーションチェック（ロコチェック）とロコモ度テストがあります．

I ロコチェック（表1）[1]

ロコチェックは一般人でも簡単にチェックできる7つの項目からなります[1]．1つでも該当する項目があればロコモの危険があります．

表1 ロコチェック

① 片脚立ちで靴下がはけない
② 家のなかでつまずいたりすべったりする
③ 階段を上るのに手すりが必要である
④ 家のやや重い仕事が困難である
⑤ 2kg程度（1Lの牛乳パック2個程度）の買いものをして持ち帰るのが困難である
⑥ 15分くらい続けて歩くことができない
⑦ 横断歩道を青信号でわたりきれない

（文献1より引用改変）

II ロコモ度テスト（表2）

あるパフォーマンスを患者に行ってもらい機能を直接評価する方法と，患者自身の自記式調査表で間接的に評価する方法があります．

表2 ロコモ度テスト

パフォーマンスで機能を直接評価
立ち上がりテスト
ステップテスト
自記式調査表で間接的に評価
ロコモ25

1. 立ち上がりテスト（図1）[1]

台から片足あるいは両足で立ち上がり可能かどうかをみるテストです[2]．10～40cmの台で両腕を組んだ状態で行います．

2. 2ステップテスト（図2）[1]

大股で2歩進む動作を行い，その2歩幅の身長比を2ステップ値とよびます[3]．転倒リスクのあるテストであり，医療者の監視下に行うほうが安全です．

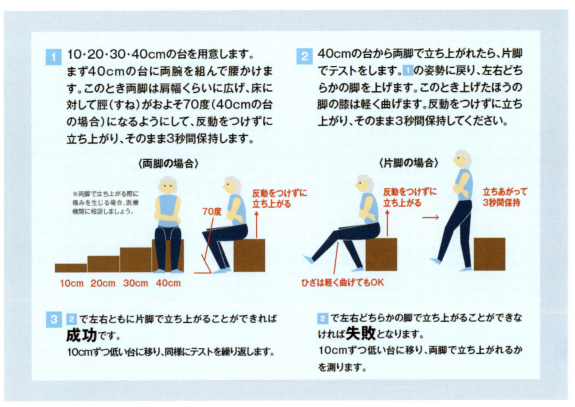

図1 立ち上がりテスト

（文献1より引用改変）

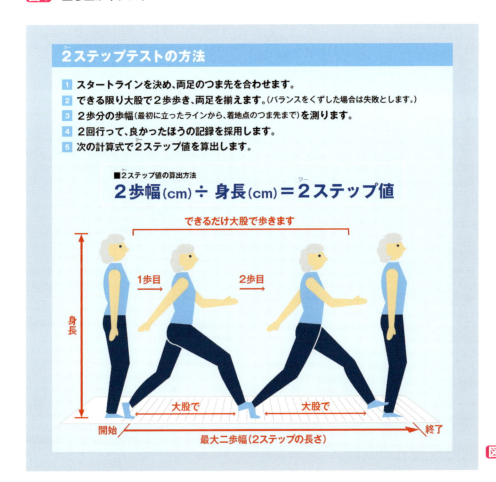

図2 2ステップテスト

（文献1より引用改変）

3．ロコモ 25（図3）[1]

自記式調査表で，痛みや日常生活動作のしやすさを 25 個の質問毎に 0 ～ 4 点の回答を合計し，身体機能を推測します[4,5]。100 点満点で，0 点が完全な健康状態を示します。

この1カ月、からだの痛みや日常生活で困難なことはありませんでしたか？
次の25の質問に答えて、あなたのロコモ度をしらべましょう。

■この1ヵ月のからだの痛みなどについてお聞きします。						
Q1	頚・肩・腕・手のどこかに痛み(しびれも含む)がありますか。	痛くない	少し痛い	中程度痛い	かなり痛い	ひどく痛い
Q2	背中・腰・お尻のどこかに痛みがありますか。	痛くない	少し痛い	中程度痛い	かなり痛い	ひどく痛い
Q3	下肢(脚のつけね、太もも、膝、ふくらはぎ、すね、足首、足)のどこかに痛み(しびれも含む)がありますか。	痛くない	少し痛い	中程度痛い	かなり痛い	ひどく痛い
Q4	ふだんの生活でからだを動かすのはどの程度つらいと感じますか。	つらくない	少しつらい	中程度つらい	かなりつらい	ひどくつらい
■この1ヵ月のふだんの生活についてお聞きします。						
Q5	ベッドや寝床から起きたり、横になったりするのはどの程度困難ですか。	困難でない	少し困難	中程度困難	かなり困難	ひどく困難
Q6	腰掛けから立ち上がるのはどの程度困難ですか。	困難でない	少し困難	中程度困難	かなり困難	ひどく困難
Q7	家の中を歩くのはどの程度困難ですか。	困難でない	少し困難	中程度困難	かなり困難	ひどく困難
Q8	シャツを着たり脱いだりするのはどの程度困難ですか。	困難でない	少し困難	中程度困難	かなり困難	ひどく困難
Q9	ズボンやパンツを着たり脱いだりするのはどの程度困難ですか。	困難でない	少し困難	中程度困難	かなり困難	ひどく困難
Q10	トイレで用足しをするのはどの程度困難ですか。	困難でない	少し困難	中程度困難	かなり困難	ひどく困難
Q11	お風呂で身体を洗うのはどの程度困難ですか。	困難でない	少し困難	中程度困難	かなり困難	ひどく困難
Q12	階段の昇り降りはどの程度困難ですか。	困難でない	少し困難	中程度困難	かなり困難	ひどく困難
Q13	急ぎ足で歩くのはどの程度困難ですか。	困難でない	少し困難	中程度困難	かなり困難	ひどく困難
Q14	外に出かけるとき、身だしなみを整えるのはどの程度困難ですか。	困難でない	少し困難	中程度困難	かなり困難	ひどく困難
Q15	休まずにどれくらい歩き続けることができますか(もっとも近いものを選んでください)。	2~3km以上	1km程度	300m程度	100m程度	10m程度
Q16	隣・近所に外出するのはどの程度困難ですか。	困難でない	少し困難	中程度困難	かなり困難	ひどく困難
Q17	2kg程度の買い物(1リットルの牛乳パック2個程度)をして持ち帰ることはどの程度困難ですか。	困難でない	少し困難	中程度困難	かなり困難	ひどく困難
Q18	電車やバスを利用して外出するのはどの程度困難ですか。	困難でない	少し困難	中程度困難	かなり困難	ひどく困難
Q19	家の軽い仕事(食事の準備や後始末、簡単なかたづけなど)は、どの程度困難ですか。	困難でない	少し困難	中程度困難	かなり困難	ひどく困難
Q20	家のやや重い仕事(掃除機の使用、ふとんの上げ下ろしなど)は、どの程度困難ですか。	困難でない	少し困難	中程度困難	かなり困難	ひどく困難
Q21	スポーツや踊り(ジョギング、水泳、ゲートボール、ダンスなど)は、どの程度困難ですか。	困難でない	少し困難	中程度困難	かなり困難	ひどく困難
Q22	親しい人や友人とのおつき合いを控えていますか。	控えていない	少し控えている	中程度控えている	かなり控えている	全く控えている
Q23	地域での活動やイベント、行事への参加を控えていますか。	控えていない	少し控えている	中程度控えている	かなり控えている	全く控えている
Q24	家の中で転ぶのではないかと不安ですか。	不安はない	少し不安	中程度不安	かなり不安	ひどく不安
Q25	先行き歩けなくなるのではないかと不安ですか。	不安はない	少し不安	中程度不安	かなり不安	ひどく不安
解答数を記入してください →		0点＝	1点＝	2点＝	3点＝	4点＝
回答結果を加算してください →		合計		点		

図3　ロコモ 25

（文献 1 より引用改変）

Ⅲ 臨床判断値―ロコモ度1（表3）

ロコモ度テストでロコモ度を判定する臨床判断値を示すことができます。

ロコモ度1は移動機能の低下が始まっている状態[1]で，予防対象となります。3項目のうち，1つでもあれば該当となります。

表3　ロコモ度1の臨床判断値

次の3項目のうち，1つでも該当する場合
・立ち上がりテストでどちらか1側の脚で40 cmの高さから立つことができない
・2ステップテスト地が1.3未満
・ロコモ25の結果が7点以上

Ⅳ 臨床判断値―ロコモ度2（表4）

ロコモ度2はロコモが進行している状態[1]であり，生活に支障をきたす前段階といえます。3項目のうち，1つでもあれば該当となります。

表4　ロコモ度2の臨床判断値

次の3項目のうち，1つでも該当する場合
・立ち上がりテストで両脚で20 cmの高さから立つことができない
・2ステップテスト地が1.1未満
・ロコモ25の結果が16点以上

ロコモティブシンドロームは臨床判断値ロコモ度1を含むと，中高年者に高い頻度でみられます。健康寿命を延ばすため運動習慣を身につける動機づけとなる概念です。

（竹下　克志）

文献

1) ロコモONLINE（日本整形外科学会公式ロコモティブシンドローム予防啓発公式サイト）：ロコモチャレンジ推進協議会（https://locomo-joa.jp/）
2) 村永信吾：立ち上がり動作を用いた下肢筋力評価とその臨床応用．昭和医会誌 **61**：362-367, 2001
3) 村永信吾, 平野清孝：2ステップテストを用いた簡便な歩行能力推定法の開発．昭和医会誌 **63**：301-308, 2003
4) Seichi A, Hoshino Y, Doi T, et al：Development of a screening tool for risk of locomotive syndrome in the elderly：the 25-question Geriatric Locomotive Function Scale. J Orthop Sci **17**：163-172, 2012
5) Seichi A, Hoshino Y, Doi T, et al. Determination of the optimal cutoff time to use when screening elderly people for locomotive syndrome using the one-leg standing test (with eyes open). J Orthop Sci **19**：620-626, 2014

3 運動器障害と介入による効果 —腰部脊柱管狭窄症を中心に

> **ココがポイント！**
>
> ロコモティブシンドローム（ロコモ）は，さまざまな運動器疾患が原因で移動機能の低下を生じた状態です．ロコモの代表的な原因疾患として，変形性関節症や腰部脊柱管狭窄症などがあります．これらの疾患に対して運動療法や手術を行うことにより，移動機能やロコモの重症度が改善することが知られています．本項では，腰部脊柱管狭窄症に対する介入の効果について説明します．

I 腰部脊柱管狭窄症とは

　腰部脊柱管狭窄症は，腰の老化現象で神経が通る管（脊柱管）が狭くなり，神経が圧迫されて，腰下肢痛を生じ，立位や歩行に障害をきたした状態です（**図1**）．症状は多彩です．腰痛，下肢痛，間欠式跛行，筋力低下，排尿障害などがあります（**表1**）．

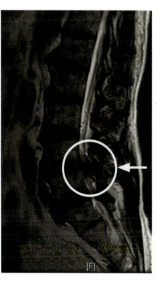

脊柱管が狭くなり，神経が圧迫され，腰下肢痛を生じる．

図1 障害をきたした状態の腰部脊柱管狭窄症

表1 腰部脊柱管狭窄症の症状

症状	特徴
腰痛や下肢痛・しびれ	立位や歩行の持続で増強する 症状は片側性の場合と両側性の場合がある
間欠式跛行	歩行により下肢のしびれや痛み，脱力を生じ，歩行が困難になること 腰を曲げたり，しゃがんだりすることにより症状が改善する
下肢筋力低下	狭窄のある高位により異なるが，足関節を反る前脛骨筋，母趾を反る長母趾伸筋，骨盤を安定させる中殿筋などが障害されることが多い
膀胱直腸障害	馬尾神経が高度に障害された場合，排尿障害（小水が出にくい，勢いがないなど），便秘などを生じる
会陰部灼熱感	馬尾神経が高度に障害された場合に，立位や歩行により生じる
易転倒性	筋力低下，感覚障害などにより転倒しやすい
こむら返り	夜間睡眠時に下腿に生じることが多い

症状は多彩．腰痛，下肢痛，間欠式跛行など．

Chapter III ロコモティブシンドローム —運動器障害と治療・予防

II 腰部脊柱管狭窄症に対する運動療法

腰部脊柱管狭窄症患者に対して，体幹筋（図2）や股関節周囲筋の強化，ストレッチ，エアロバイクなどの運動により症状の一定の改善が期待できます（表2）[1～3]。

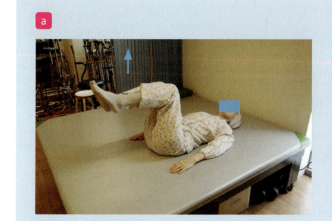 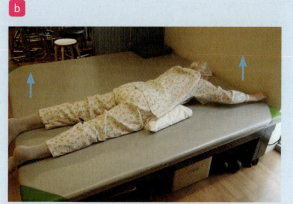

図2 腰部脊柱管狭窄症患者の体幹筋強化
腹筋運動（a），背筋運動（b）。

 運動により症状の一定の改善が期待できる。

表2 腰部脊柱管狭窄症に対する運動療法の効果に関するこれまでの報告

報告	運動療法の効果
腰部脊柱管狭窄症診療ガイドライン2011[1]	腰部脊柱管狭窄症の症状の一部である腰殿部痛や下肢痛については理学療法と運動療法の組み合わせは有効である（推奨グレードC）
Fritz JM, et al の北米での研究[2]	244例の脊柱管狭窄症保存療法例を運動療法を受けたものと受けなかったものに分けて調査したところ，運動療法群で身体機能の改善，患者評価による改善度がより良好であった
Delitto A, et al の無作為化試験[3]	手術適応のある脊柱管狭窄症患者169例を手術あるいは運動療法に無作為に割り付け，2年後の運動機能を評価したところ，両群とも同等の改善が得られた

（文献1～3をもとに筆者作成）

III 腰部脊柱管狭窄症に対する手術療法

棘突起縦割式椎弓形成術は，渡辺ら[4]により報告された低侵襲手術であり，棘突起に付着する筋肉を温存しつつ（図3a），椎弓を形成して脊柱管の除圧を行います（図3b）。

高齢患者が多いことから，除圧手術が基本となりますが，すべりや側弯があり，不安定性が顕著な場合には椎弓根スクリューを用いた固定手術が行われます（表3）。

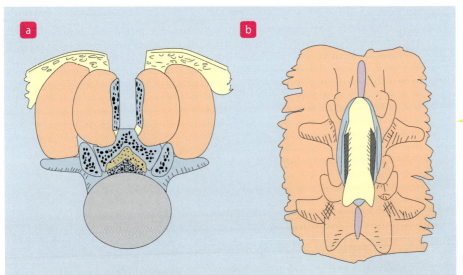

図3 棘突起縦割式椎弓形成術
（文献4より引用）

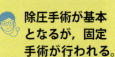

表3 腰部脊柱管狭窄症に対するさまざまな低侵襲手術法

	術式	特徴	主な報告者
除圧手術	顕微鏡下片側侵入両側除圧術	片側から侵入し，顕微鏡下に両側の除圧を行う。対側の筋肉が温存される	McCulloch JA, et al (ends) (1998)[5]
	棘突起縦割式椎弓形成術	棘突起の正中を筋肉を温存した状態でエアトームやノミで縦割し，除圧を行う	渡辺ら（2003）[6]
	筋肉温存型腰椎椎弓間除圧術	顕微鏡あるいは内視鏡下に棘突起間で筋肉を温存しながら侵入し，除圧を行う	八田ら（2004）[7]
	内視鏡下椎弓切除術	片側から侵入し，円形状のレトラクター（tubular retractor）内で，内視鏡下に両側の除圧を行う	吉田（2006）[8]
固定手術	低侵襲片側進入腰椎後方椎体間固定術（minimally invasive transforaminal interbody fusion：MIS-TLIF）	経皮的に椎弓根スクリューを刺入し，片側から侵入し，除圧およびケージを用いた椎体間固定を行う	Foley KT, et al (2002)[9]
	低侵襲腰椎側方椎体間固定術（lumbar lateral interbody fusion：LLIF）	腰椎の側方あるいは前側方より小切開で後腹膜腔に侵入，腰椎側方に到達し，レトラクター内で大きな椎体間ケージを用いた椎体間固定を行い，ついで後方から経皮的椎弓根スクリューで固定をする	Ozgur BM, et al (2006)[10]

（文献5～10をもとに筆者作成）

Chapter III ロコモティブシンドローム
―運動器障害と治療・予防

IV 腰部脊柱管狭窄症に対する手術前後のロコモ度の変化[11]

腰部脊柱管狭窄症手術166例（平均年齢72.8歳，男性95名，女性71名，除圧術73例，固定術93例）で術前後のロコモ度を調査したところ，2ステップテスト，ロコモ25で術後有意な改善が得られました（図4）。

ロコモ25の各項目の点数は術後減少し，手術によりロコモの改善（痛み，移動能力，生活活動度などの改善）が得られています（表4）。

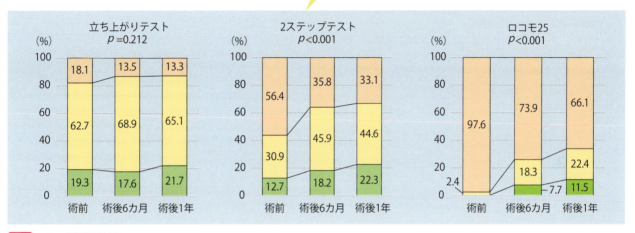

2ステップテスト，ロコモ25で術後有意な改善が得られる。

図4 ロコモ度の変化

（文献11より引用）

 点数は術後減少し，ロコモの改善（痛み，移動能力など）が得られる。

表4 ロコモ25の術前後の変化

	術前	術後6カ月	術後1年
① 頸・肩・腕・手のどこかに痛み（しびれも含む）がありますか	0.6	0.6	0.5
② 背中・腰・お尻のどこかに痛みがありますか	2.2	1.1	1.2
③ 下肢（脚のつけね，太もも，膝，ふくらはぎ，すね，足首，足）のどこかに痛み（しびれも含む）がありますか	2.4	1.0	1.2
④ ふだんの生活でからだを動かすのはどの程度つらいと感じますか	2.2	1.3	1.3
⑤ ベッドや寝床から起きたり，横になったりするのはどの程度困難ですか	1.0	0.3	0.3
⑥ 腰かけから立ち上がるのはどの程度困難ですか	1.0	0.4	0.3
⑦ 家のなかを歩くのはどの程度困難ですか	0.9	0.2	0.2
⑧ シャツを着たり，脱いだりするのはどの程度困難ですか	1.7	1.1	1.3
⑨ ズボンやパンツを着たり，脱いだりするのはどの程度困難ですか	1.9	1.3	1.4
⑩ トイレで用足しをするのは，どの程度困難ですか	0.5	0.1	0.1
⑪ お風呂で身体を洗うのは，どの程度困難ですか	0.5	0.1	0.2
⑫ 階段の昇り降りは，どの程度困難ですか	2.0	1.2	1.3
⑬ 急ぎ足で歩くのは，どの程度困難ですか	1.9	1.0	0.7
⑭ 外に出かけるとき，身だしなみを整えるのはどの程度困難ですか	0.6	0.2	0.1
⑮ 休まずにどれくらい歩き続けることができますか（最も近いものを選んでください）	2.6	1.5	1.5
⑯ 隣・近所に外出するのは，どの程度困難ですか	1.9	1.0	1.1
⑰ 2kg程度の買い物（1Lの牛乳パック2個程度）をして持ち帰ることはどの程度困難ですか	1.9	1.3	1.3
⑱ 電車やバスを利用して，外出するのはどの程度困難ですか	1.6	0.7	0.5
⑲ 家の軽い仕事（食事の準備や後始末，簡単な片づけなど）は，どの程度困難ですか	2.2	0.9	1.1
⑳ 家のやや重い仕事（掃除機の使用，ふとんの上げ下ろしなど）は，どの程度困難ですか	3.0	2.4	2.3
㉑ スポーツや踊り（ジョギング，水泳，ゲートボール，ダンスなど）は，どの程度困難ですか	3.3	2.6	2.4
㉒ 親しい人や友人とのおつき合いを控えていますか	1.7	0.8	0.7
㉓ 地域での活動やイベント，行事への参加を控えていますか	1.8	1.0	0.8
㉔ 家のなかで転ぶのではないかと不安ですか	1.0	0.6	0.5
㉕ 先行き歩けなくなるのではないかと不安ですか	2.3	1.5	1.5

（筆者作成）

（松本 守雄，藤田 順之）

文献

1) 日本整形外科学会, 日本脊椎脊髄病学会（監）, 日本整形外科学会診療ガイドライン委員会, 腰部脊柱管狭窄症診療ガイドライン策定委員会（編）：腰部脊柱管狭窄症診療ガイドライン 2011. 67p, 南江堂, 東京, 2011
2) Fritz JM, Lurie JD, MD, Zhao W, et al：Associations between physical therapy and long-term outcomes for individuals with lumbar spinal stenosis in the SPORT study. Spine J **14**：1611-1621, 2014
3) Delitto A, Piva SR, Moore CG, et al：Surgery versus nonsurgical treatment of lumbar spinal stenosis：a randomized trial. Ann Intern Med **162**：465-473, 2015
4) 渡辺航太：腰部脊柱管狭窄症に対する後方軟部要素を温存する術式. 臨整外 **38**：1401-1406, 2003
5) McCulloch JA, Young PH（eds）：Essentials of Spinal Microsurgery. p453-486, Lippincott-Raven, Philadelphia, 1998
6) 渡辺航太, 千葉一裕：腰椎棘突起縦割式椎弓切除術. 臨整外 **46**：507-513, 2011
7) 八田陽一郎, 阪本厚人, 原田智久ほか：腰部脊柱管狭窄症に対する新しい低侵襲除圧術, 筋肉温存型腰椎椎弓間除圧術. Med Postgrad **42**：425-431, 2004
8) 吉田宗人：内視鏡視下脊椎後方手術の現況と課題. 日整会誌 **80**：857-863, 2006
9) Foley KT, Lefkowitz MA：Advances in minimally invasive spine surgery. Clin Neurosurg **49**：499-517, 2002
10) Ozgur BM, Aryan HE, Pimenta L, et al：Extreme Lateral Interbody Fusion (XLIF)：a novel surgical technique for anterior lumbar interbody fusion. Spine J **6**：435-443, 2006
11) Fujita N, Sakurai A, Miyamoto A, et al：Lumbar spinal canal stenosis leads to locomotive syndrome in elderly patients. J Orthop Sci **24**：19-23, 2019

4 がんとロコモティブシンドローム（がんロコモ）

> **ココがポイント！** わが国では新規のがん罹患患者が年間100万人を超え，がん患者とがんサバイバーの数は500万人を超えるといわれています。わが国が「がん時代」を迎えた現在，がんは根治を目指すとともに，慢性疾患としてがんとの共存を許容してQOLの維持・向上を図るというパラダイムシフトが生じています。「動ける」ことはQOLの維持・向上にとても重要です。

I がんロコモの概念

「がん時代」を迎えた現在，「がん」から距離をおいていた整形外科全体が医療界全体からのニーズに応えて，その姿勢を大きく変え，がん診療に取り組もうとしています。そして，がん患者におけるロコモティブシンドロームに着目したのが2018年度の日本整形外科学会「運動器と健康」PR事業のテーマである「がんとロコモティブシンドローム」です。がんロコモは「がん自体あるいはがんの治療によって運動器の障害が起きて移動機能が低下した状態」を示しており，骨転移など「がんによる運動器の問題」，長期臥床による筋力低下などの「がんの治療による運動器の問題」，そしてもともと存在する「がんと併存する運動器疾患の進行」の3つの状態に分けられます（）。それぞれの問題に対処して，「動ける」ことを維持することが重要です。

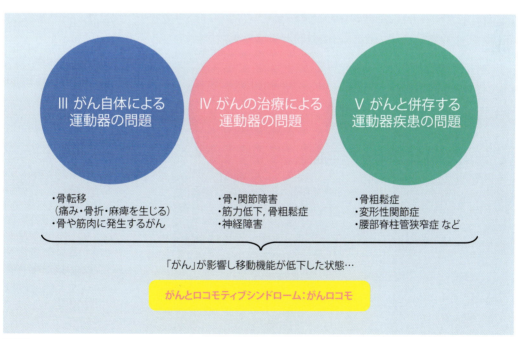

図1 がん患者の運動器に起こること

II がんロコモがなぜ重要か

がん診療のキーワードとして，パフォーマンスステータス（performance status：PS）が挙げられます（表）[1]。PSはがん患者の全身状態の指標で，日常生活動作（activities of daily living：ADL）制限の程度を0～4のスコアで示すものです。PSは，化学療法などのがん治療の適応を決定する重要な要素です。

運動器の障害による「みかけ上のPS」の低下を適切に評価することができ，また改善することができるのは，運動器診療科である整形外科のみといっても過言ではないと思います。この点で整形外科に秘められた潜在能力は大きいと感じます。整形外科の介入によって，運動器に障害のあるがん患者のADLの向上が図られるだけではなく，PSの向上を通じてがん自体の治療適応が広がる可能性もあるのです。

表　パフォーマンスステータス（performance status：PS）

全身状態の指標＝患者の日常生活の制限の程度
0：全く問題なく活動できる。発病前と同じ日常生活が制限なく行える
1：肉体的に激しい活動は制限されるが，歩行可能で，軽作業や座っての作業は行うことができる
2：歩行可能で，自分の身の回りのことはすべて可能だが作業はできない。日中の50％以上をベッド外で過ごす
3：限られた自分の身の回りのことしかできない。日中の50％以上をベッドか椅子で過ごす
4：全く動けない。自分の身の回りのことは全くできない。完全にベッドか椅子で過ごす

（文献1より引用）

> がん治療の適応決定に重要。

> がんの治療適応にならない。

III がんロコモ-1：がん自体による運動器の問題

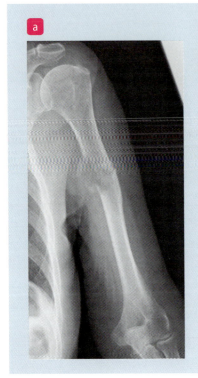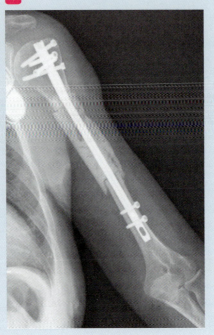

がんという疾患自体が，直接運動器の問題を生じることがあります。多くのがん種で生じる骨転移は，病的骨折や脊髄麻痺や強い疼痛の原因となります。

病的骨折や脊髄麻痺による日常生活動作の制限はきわめて大きいため，治療のみならず予防が重要です（図2）。

> 病的骨折と脊髄麻痺はADL動作の権限が大きく，予防と治療が重要。

図2　運動器の問題
腎がんの上腕骨転移と病的骨折（a），髄内釘による内固定と骨セメント充填（b）。

（筆者提供）

Chapter Ⅲ ロコモティブシンドローム
―運動器障害と治療・予防

Ⅳ がんロコモ－2：がんの治療による運動器の問題

化学療法などのがんの治療では，安静が必要となります。一般的に1日の安静臥床によって，筋力は2％低下するといわれています。

また，手術や放射線治療によっても筋肉損傷，神経障害，そしてリンパ浮腫が生じ，さらに関節拘縮の原因となることもあります。抗がん剤のなかには副作用として，強い末梢神経障害を生じるものもあります。これらはがんの治療による運動器の問題です。

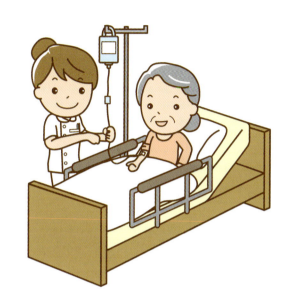

Ⅴ がんロコモ－3：がんと併存する運動器疾患の問題

がんの平均罹患年齢は75歳であり，高齢者では，がん罹患以前に変形性脊椎症や変形性関節症などの運動器障害の頻度が高いことに注意が必要です。

「がん」は患者に強い影響を与えてしまいます。がんになると，運動器の問題は後回しにされてしまうことが多く，運動器の障害が悪化することも少なくありません。

また，運動器の障害によるADL制限が「みかけ上のPS」を低下させ，がんの治療適応に影響を与えてしまう可能性もあります。高齢者のADLレベルが低下しているときに，その原因が運動器の障害であることはまれではありません。PSは，あくまでも「がん」によるADL制限であり，一時的な運動器の障害による制限は除外することになっています。

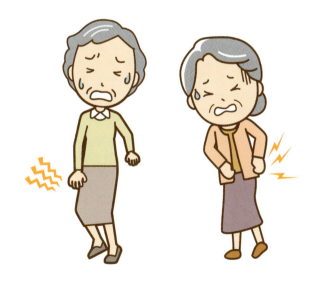

Ⅵ がん診療チームの一員として参加する整形外科

　がん時代の整形外科に求められているのは「がんを治す」ことではありません。がん患者が「動くことができる」状態を維持することです。最期まで自立した自分自身の生活を送るためにも，就労やがん治療を継続するためにも，「動くことができる」ことがとても重要です。

　しかし，多くのがん診療医は「動くことができる」ことの意義に気づいておらず，また「動くことができる」ようにする手段を持ち合わせていません。がんロコモを通じて，がん患者が「動くことができる」ためにはチーム医療による運動器マネジメントが非常に有効であることを，がん診療に携わるすべての診療科とすべての職種の方々，そしてがん患者自身に知っていただきたいと思います（図3）[2]。そして，これまで「がん」と距離を置いていた整形外科も，がん診療チームの一員として貢献できると確信しています。

　「がん」の領域は，運動器診療科としての潜在能力を発揮できるニューフロンティアといっても過言ではありません。多くの整形外科医が少し視点を変えて，少し関心をもつだけで，動くことができないがん患者や，不必要な安静を強いられている多くのがん患者が，歩いて自立した自分の生活を取り戻すことができるのです。

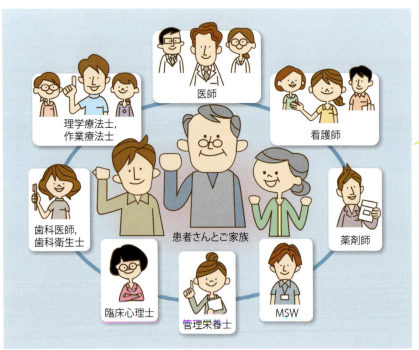

図3　生活支援を含めたチーム医療
（文献2より引用）

（河野　博隆）

文献

1) 日本臨床腫瘍研究グループ：ECOG の Performance Status（PS）の日本語訳（http://www.jcog.jp/doctor/tool/ps.html）
2) ロコモ チャレンジ！推進協議会 がんロコモワーキンググループ（監）：「がんロコモ」の解決には多診療科・多職種が連携しています．p6，これからは知っておきたい！がんロコモ読本，久光製薬，東京，2018

Chapter IV
資料

I 要介護・要支援の要因別割合，その年代別割合[1]

　介護保険制度における要介護または要介護者等は、平成27（2015）年度末で606.8万人となっており、平成15（2003）年度末（370.4万人）から236.4万人増加している。また、要介護者等は、第1号被保険者の17.9％を占めている（図1）。要介護者等について、介護が必要になった主な原因についてみると、「認知症」が18.7％と最も多く、次いで、「脳血管疾患（脳卒中）」15.1％、「高齢による衰弱」13.8％、「骨折・転倒」12.5％となっている。また、男女別にみると、男性は「脳血管疾患（脳卒中）」が23.0％、女性は「認知症」が20.5％と特に多くなっている（図2）。

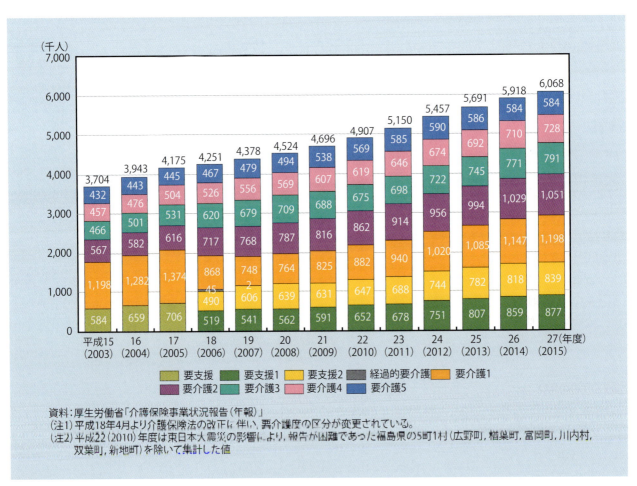

図1　第1号被保険者（65歳以上）の要介護度別認定者数の推移

（文献1より引用）

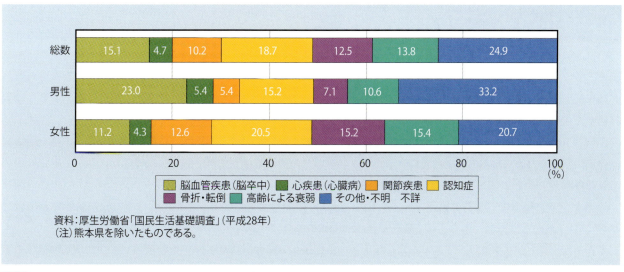

図2 65歳以上の要介護等の性別にみた介護が必要となった主な原因

(文献1より引用)

Ⅱ フレイルの診断基準[2]

フレイルの統一された評価基準はなく，**表1**のFriedらの評価基準が一般的に用いられています。フレイルの評価基準の5つの項目のうち，3項目以上該当した場合をフレイル，1〜2項目該当した場合を前フレイル（プレフレイル），該当項目が0の場合は健常となります。

日本では，2016年度に国立長寿医療研究センターで行われたフレイルの進行にかかわる要因に関する研究によるフレイル評価基準は以下の**表2**のとおりです。

表2の5つの項目のうち，3つ以上該当する場合はフレイル，1〜2つ該当する場合はプレフレイル，いずれにも該当しない場合は健常または頑健とします。

表1 Friedらのフレイルの評価基準

①	体重減少
②	主観的疲労感
③	日常生活活動量の減少
④	身体能力（歩行速度）の減弱
⑤	筋力（握力）の低下

(文献2より引用)

表2 フレイルの評価基準

	評価項目	評価基準
①	体重減少	「6か月間で2〜3kg以上の（意図しない）体重減少がありましたか？」に「はい」と回答した場合
②	倦怠感	「（ここ2週間）わけもなく疲れたような感じがする」に「はい」と回答した場合
③	活動量	「軽い運動・体操（農作業も含む）を1週間に何日くらいしてますか？」および「定期的な運動・スポーツ（農作業を含む）を1週間に何日くらいしてますか？」の2つの問いのいずれにも「運動・体操はしていない」と回答した場合
④	握力	利き手の測定で男性26kg未満、女性18kg未満の場合
⑤	通常歩行速度	（測定区間の前後に1mの助走路を設け、測定区間5mの時を計測する）1m/秒未満の場合

(文献2より引用)

III サルコペニアの診断基準[3]

EWGSOP (European Working Group on Sarcopenia in Older People) の基準はヨーロッパのワーキンググループによってつくられた基準であり，ヨーロッパ人とアジア人では体格や身体機能の違いがあるため，アジアのワーキンググループのAWGSによってアジア人向けのサルコペニアの診断基準がつくられています。EWGSOPの基準とは歩行速度の0.8 m/sの基準は同じですが，握力，筋肉量の基準が異なります（図3）。

EWGSOPの診断基準では欧米人の高齢者の基準値であり，日本人と欧米人では，高齢者であっても体格や生活習慣の違いがあるため，日本人の高齢者に合ったサルコペニアの簡易基準案を国立長寿医療研究センター・老化に関する長期縦断疫学研究（NILS-LSA）が作成しています。

65歳以上の高齢者で，歩行速度が1 m/秒未満，もしくは握力が男性25 kg未満，女性20 kg未満である場合で，さらにBMI値が18.5未満，もしくは下腿囲が30 cm未満の場合にサルコペニアと診断されます。

歩行速度，握力が基準値以上であった場合は正常。歩行速度，握力が基準値以下でもBMI，下腿囲が基準値以上であれば脆弱高齢者であるがサルコペニアではないと診断されます（図4）。

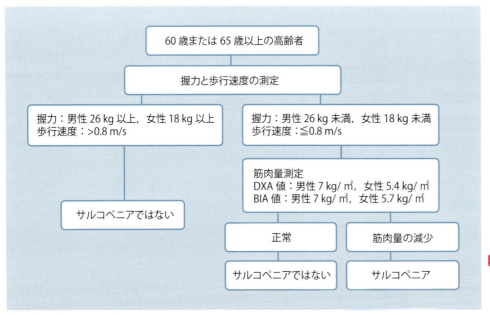

図3 アジア人のサルコペニアの診断手順（AWGS）
（文献3より引用）

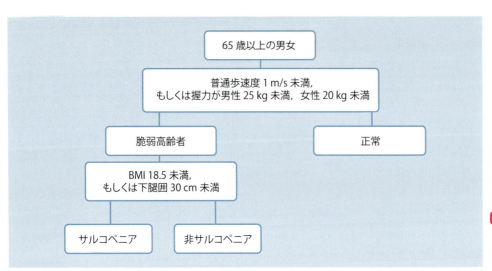

図4 日本人に合ったサルコペニアの簡易基準案
（文献3より引用）

Ⅳ ロコモの診断基準（ロコモチェック）[4]

ロコチェックとは、骨や筋肉、関節などの運動器が衰えていないかを7つの項目でチェックできる簡易テストです（表3）。7項目のうち，1つでも当てはまればロコモティブシンドロームの心配があります。

表3 ロコモのチェック項目

①	片脚立ちで靴下がはけない。
②	家のなかでつまずいたりすべったりする。
③	階段を上るのに手すりが必要である。
④	家のやや重い仕事が困難である。
⑤	2kg程度（1Lの牛乳パック2個程度）の買いものをして持ち帰るのが困難である。
⑥	15分くらい続けて歩くことができない。
⑦	横断歩道を青信号で渡り切れない。

（文献4より引用）

文献

1) 内閣府：高齢期の暮らしの動向，高齢化の状況（https://www8.cao.go.jp/kourei/whitepaper/w-2018/html/zenbun/s1_2_2.html）
2) 健康長寿ネット：フレイルの診断．長寿科学振興財団（https://www.tyojyu.or.jp/net/byouki/frailty/shindan.html）
3) 健康長寿ネット：サルコペニアの診断．長寿科学振興財団（https://www.tyojyu.or.jp/net/byouki/sarcopenia/shindan.html）
4) 健康長寿ネット：ロコモティブシンドロームの診断．長寿科学振興財団（https://www.tyojyu.or.jp/net/byouki/locomotive-syndrome/shindan.html）

Index

和文

あ

アルツハイマー病	30
医原性サルコペニア	80
医原性フレイル	80
一次性サルコペニア	52, 57
易転倒性	96
移動機能	88
インスリン様成長因子1	68
運動器	88
運動習慣	95
運動療法	71, 83
栄養性サルコペニア	52
会陰部灼熱感	96
エネルギー摂取量	71
炎症指標	21
炎症性アディポカイン	68
炎症性サイトカイン	54
オーラルフレイル	41, 73
オベシティ・パラドックス	67

か

介護	88, 89
間欠式跛行	96
肝硬変	59, 60
がんロコモ	101
棘突起縦割式椎弓形成術	98
起立着席運動	85
健康長寿	20
口腔機能低下症	73
口腔ケア	76
高齢心不全	63, 64
骨粗鬆症	35

さ

サルコペニア	10, 22
サルコペニアの診断基準	47, 48
サルコペニアの摂食嚥下障害	81
サルコペニアの発生率	26
サルコペニアの有病率	26
周術期・侵襲下患者	53
手段的ADL	14
障害蓄積モデル	44
食形態	76
食事介助	76
食事バランスガイド	40
食事療法	70, 71
疾患性サルコペニア	52
身体活動性サルコペニア	52
身体活動プログラム	83
脆弱性骨折	33
前頭側頭型認知症	30
総合機能評価	14

た

体幹筋	97
代謝動態	54
大腿骨近位部骨折	33, 35
多剤併用	44, 46
立ち上がりテスト	23
たんぱく質摂取量	71
地域包括ケアシステム	38
椎体骨折	35
低栄養	78
低負荷レジスタンス運動	85
テストステロン	68
テロメア長	20
転倒	13, 17

な

二次性サルコペニア	52, 57
日常生活動作	102
認知機能	37
認知症	30

年齢別栄養管理 …………………………… 11
脳血管性認知症 …………………………… 30

は

パフォーマンスステータス ……………… 102
百寿者 ……………………………………… 19
表現型モデル ………………………… 44, 45
病的骨折 …………………………………… 102
フレイル ……………………… 10, 22, 24
フレイルインデックス …………………… 44
フレイルの発生率 ………………………… 27
フレイルの有病率 ………………………… 27
包括的心臓リハビリテーション ………… 64
膀胱直腸障害 ……………………………… 96
ポリファーマシー ………………………… 17

ま

慢性肝炎 ……………………………… 57, 58
慢性肝疾患におけるサルコペニアの判定基準 … 58
慢性腎臓病 ………………………………… 70
メタボ ……………………………………… 69
メタボリックシンドローム ……………… 69

や・ゆ・よ

指輪っかテスト …………………………… 39
要介護 ……………………………………… 33
要介護度 …………………………………… 30
腰部脊柱管狭窄症 ………………………… 96

ら

リハビリテーション栄養 …………… 78, 80
臨床判断値 ………………………………… 95
レジスタンス運動 ………………………… 46
レビー小体型認知症 ……………………… 30
老化関連バイオマーカー ………………… 20
ロコチェック ……………………………… 92
ロコトレ ……………………………… 90, 91

ロコモ ………………………………… 10, 22
ロコモ25 ……………………………… 22, 23
ロコモティブシンドローム ………… 10, 92
ロコモ度 …………………………………… 99
──1 ……………………………………… 23, 95
──2 ……………………………………… 23, 95
──テスト ……………………………… 22, 95

欧文

activities of daily living ………………… 102
ADL ………………………………………… 102
Asian Working Group for Sarcopenia …… 49
AWGS ……………………………………… 49
CGA ………………………………………… 14
CGA7 ……………………………………… 14
chronic kidney disease …………………… 70
CKD ………………………………………… 70
comprehensive geneatric assessment …… 14
DOPPO リハビリ ………………………… 65
Europenan Working Group on Sarcopenia
　in Older People 2 …………… 47, 50, 51
EWGSOP2 …………………………… 47, 50, 51
FI …………………………………………… 44
frailty index ……………………………… 44
GLIM 診療基準 …………………………… 78
inflammaging …………………………… 21
insulin-like grow factor-1 ……………… 68
obesity paradox ………………………… 67
performance status ……………………… 102
PS ………………………………………… 102
SARC-F …………………………………… 50

その他

2 ステップテスト ……………………… 22, 92, 93

図とイラストだからわかるサルコペニア・フレイル

定価（本体 4,800円＋税）

2019年11月15日　初版発行

編　集　　遠藤　直人
発行者　　河田　昭公
発行所　　合同会社 クリニコ出版
　　　　　〒101-0063 東京都千代田区
　　　　　神田淡路町1-9-5 天翔御茶ノ水ビル
　　　　　Tel：03-5295-6737
　　　　　Fax：03-3256-0132
　　　　　http://clinica-pub.com/
印　刷　　中央精版印刷株式会社
制　作　　KSt

©2019 Clinica Publishers, LLC, Printed in Japan
ISBN978-4-9910927-4-9 C3047 ¥4800E

本書に掲載された著作物の翻訳・複写・転載・データベースへの取込みおよび送信に関する著作権は，合同会社 クリニコ出版が保有します．

JCOPY ＜（一社）出版者著作権管理機構 委託出版物＞
本書の無断複写は著作権法上での例外を除き禁じられています．複写される場合は，そのつど事前に，（一社）出版者著作権管理機構（Tel：03-5244-5088, Fax：03-5244-5089, e-mail：info@jcopy.or.jp）の許諾を得てください．

本書を無断で複製する行為（コピー，スキャン，デジタルデータ化など）は，著作権法上での限られた例外（「私的使用のための複製」など）を除き禁じられています．大学，病院，企業などにおける内部的な利用であっても，私的使用には該当せず，違法です．また私的利用に該当する場合であっても，代行業者等の第三者に依頼して前述の行為を行うことは違法となります．